懂中医，收获健康的智慧

做自己的中医 ②

常见病中医疗法早知道

范怨武◎著

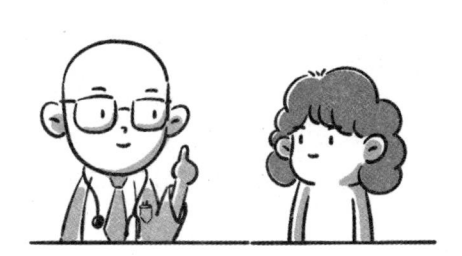

河北科学技术出版社

·石家庄·

图书在版编目（CIP）数据

做自己的中医 . 2 / 范怨武著 . -- 石家庄 : 河北科学技术出版社 , 2023.5
ISBN 978-7-5717-1497-0

Ⅰ.①做… Ⅱ.①范… Ⅲ.①中医学－普及读物 Ⅳ.① R2-49

中国国家版本馆 CIP 数据核字（2023）第 069265 号

做自己的中医 . 2
ZUO ZIJI DE ZHONGYI.2

范怨武　著

出版发行　河北科学技术出版社
地　　址　石家庄市友谊北大街 330 号 (邮编：050061)
印　　刷　天津光之彩印刷有限公司
经　　销　全国新华书店
开　　本　710mm×1000mm　1/16
印　　张　20.5
字　　数　265 千字
版　　次　2023 年 5 月第 1 版
印　　次　2023 年 5 月第 1 次印刷
定　　价　59.00 元

特别说明

尽管书里很多地方已经强调[①]：读者一定要在专业医生的指导下用药，自己千万不可随意按照书里的药方去抓药服用。

为了对读者负责，在这里还是再特别说明一次。

另外，范医生仅仅是万千中医师之中非常普通的一员，临床十几年，所治患者也不过十余万人次，所治之病很局限，治疗方案也很局限，见识也同样局限，故本书所论之理法方药并非适用所有人，这一点要再特别说明一次。

中医是有门槛的一类专业，不能寄望于通过读一本书（包括本书）就能完全掌握。想要精专，必须熟悉中医基础理论且广泛阅读名家经典，并反复临床实践，才能摸到门径。

学好中医需要终身学习成长，生命不休，学习不止。

[①] 每一章每一节第一次出现药物和药方的时候，范医生会特别提醒读者，要在医生的指导下使用本书涉及的药物和药方。

目录

第一章 感冒、发烧

只要吹风（或来月经，或便秘）就感冒，可以这样治 …………… 002

湿热感冒，治起来要防止伤脾 …………………………………… 009

着凉后的感冒传染问题 …………………………………………… 011

小儿反复发热不退 ………………………………………………… 016

孩子发烧，有时居然和饮食有关 ………………………………… 021

第二章 官窍

鼻塞半年无法正常呼吸，原来是这样治愈的 …………………… 026

很多打呼噜的人，辨证后能用甘露消毒丹治疗 ………………… 030

治疗腺样体肥大和鼻窦炎，多从阳明考虑 ……………………… 032

用补脾的方法治愈过敏性鼻炎、慢性中耳炎 …………………… 034

面对孩子急性喉炎，我也有慌的时候 …………………………… 036

咽痛急症，可以针刺少商、商阳 ………………………………… 044

声音嘶哑，有的是上火，有的是寒包火 ………………………… 046

气阴两虚挟湿引起的慢性中耳炎 ………………………………… 049

治对了，眼球胀痛、视疲劳迅速治愈 …………………………… 051

重舌 ………………………………………………………………… 053

1

第三章　心系

高血压，也是可以调理的 …………………………………… 056

心前区压榨性疼痛两天 …………………………………… 063

惊气入心造成孩子说不了话，从心治而愈 ……………… 065

半夜惊声尖叫，用调心补肾的方法治愈 ………………… 068

第四章　肝胆系

女性常出现肝克（乘）胃这种症，可以用中医调理 ……… 072

肝气郁结，除了治疗，也要学会放宽心 ………………… 082

孩子也会肝气郁结 ………………………………………… 088

抽动症往往需要补肝肾 …………………………………… 090

用疏肝的方法治愈了肚子里像有东西在蠕动 …………… 093

肝阴不足，肝阳虚性亢盛引起了头痛 …………………… 095

油腻食物，要适量地吃 …………………………………… 102

孩子居家上网课，家长气得不行怎么治 ………………… 105

第五章　脾胃系

这种类型的胃胀，可用平胃散治愈 ……………………… 108

鼻涕倒流、胃食管反流、主动脉瓣返流，补气往往能治愈 … 110

烧心的原因往往是这些，应该这样治 …………………… 113

肝克（乘）胃导致没饥饿感，可以用这三味药治 ………… 117

适当的饥饿感，是最好的化痰祛湿药 …………………… 119

补中益气汤应用一例 …………………………………… 122

　　小朋友身高长得慢，可以试试中医的方法 …………… 124

　　这种情况的拉肚子，可用七味白术散治愈 …………… 126

　　我治脾虚便秘的一个常用方 …………………………… 128

第六章　肺系

　　肺炎（急性支气管炎？）的治疗一例 ………………… 132

　　虚人风寒性咳嗽初起的好方子 ………………………… 134

　　扁桃体肿大，用点刺法好得快 ………………………… 137

　　痰湿咳，可以试试这个方 ……………………………… 139

　　口水呛咳，往往是脾胃受损造成的 …………………… 143

　　孩子空腹时吃生冷瓜果要小心 ………………………… 145

　　有些人橘子吃多了也不舒服 …………………………… 147

　　变异性哮喘的治疗 ……………………………………… 149

　　智齿发炎引发上的呼吸道感染 ………………………… 159

第七章　肾系

　　尿频、憋不住尿、尿床的治疗 ………………………… 164

　　小朋友尿频（尿床）的问题 …………………………… 169

　　筋扯着疼可能是肝肾不足，慢慢补才能好 …………… 171

　　容易闪腰，往往是肾虚造成的 ………………………… 174

第八章　妇科

营养不良居然引起了外阴瘙痒 ……………………… 178
肝气郁结会造成乳腺增生，痰湿也会 ……………… 181
子宫内膜息肉一例 ……………………………………… 184
治疗子宫肌瘤一例 ……………………………………… 186
这种情况的妊娠糖尿病，可以用中医治疗 ………… 190
生孩子前，要把身体调理好 …………………………… 193

第九章　皮肤

生蛇（带状疱疹），除了放血、灯火灸，也可用杠板归外敷 …… 196
伤口老不愈合，可能是气血亏虚造成的 …………… 199
面部湿疹，找到根源就好治 …………………………… 201
痘痘的问题，不仅是皮肤本身的问题 ………………… 203
惊心的脚气 ……………………………………………… 206
一例难治愈足跟干裂，抽丝剥茧才找到病因 ……… 211
奶娃脸上的湿疹（附荨麻疹洗方）…………………… 214
我的祛斑心得 …………………………………………… 216

第十章　疼痛

这例小儿头痛，我从肝经、胃经入手治愈 ………… 222
着凉引起头痛，用灸百会治愈 ………………………… 224
天热引起的头痛，找到根源后用药治愈 …………… 226

目 录

我治坐骨神经痛的两个常用中成药 …………………… 229

肩胛骨痛，针刺后溪穴后治愈 …………………… 231

舌肿痛 …………………… 233

被撞得乳根穴附近疼，按摩解溪穴好了 …………………… 235

淋巴结肿痛，扎针后立即不痛了 …………………… 237

急性腰扭伤的治疗，中年人治本要调肝肾 …………………… 239

第十一章 气血津液

上课注意力不集中，可能是睡眠不足，也可能是…… …………………… 242

精力常透支，会产生疾病 …………………… 247

放了支架后，内脏常有下坠感，可以试试补中益气汤 …………………… 252

看似复杂的病是大气下陷，用升陷汤治好了 …………………… 254

怎么样守护阳气 …………………… 256

第十二章 寒热和虚实

人虚不虚，你就听她说话的声音吁不吁 …………………… 264

治血虚发热一例，虚损慢性病要慢慢养 …………………… 267

第十三章 精神与情志

孩子也有孩子的委屈 …………………… 274

家长晚上带孩子出门吓坏了娃，我是这么治疗的 …………………… 275

5

第十四章　米粒灸

米粒灸效果很好，但是用起来要谨慎 ………………………… 280
米粒灸治疗小儿遗尿症 …………………………………………… 286
米粒灸治疗偏头痛 ………………………………………………… 289
用米粒灸治哮喘（变异性哮喘） ………………………………… 290

第十五章　患者要知道的事

究竟慢性病看病要看多久 ………………………………………… 294
有些病治起来急不得 ……………………………………………… 297
忘了病 ……………………………………………………………… 300
只要吃药就能好且马上就好且永不再犯吗？ …………………… 303
不是说小孩不能吃中药吗 ………………………………………… 307
水果榨汁成果汁了，但是它的药性没有变 ……………………… 310
我的新版煎煮法 …………………………………………………… 313
医术的进步就是要多看多用多积累 ……………………………… 315

第一章

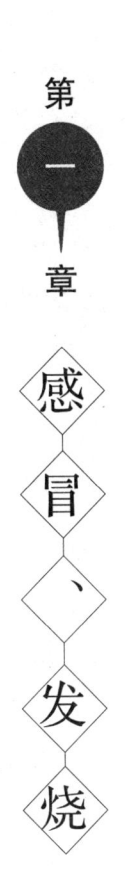

感冒、发烧

只要吹风（或来月经，或便秘）就感冒，可以这样治

一、一吹风就感冒

很多人一吹风就感冒，尤其以女性多见。古人所说的"弱不禁风"就是这种人。这种患者见一点点风，就会感冒低烧。

其实她们真不是矫情，是真的怕风，哪怕是别人走路带起来的风，在她保护措施没做好的情况下，钻进了她的衣领，让她打了个冷战，回去后，她可能就感冒了。

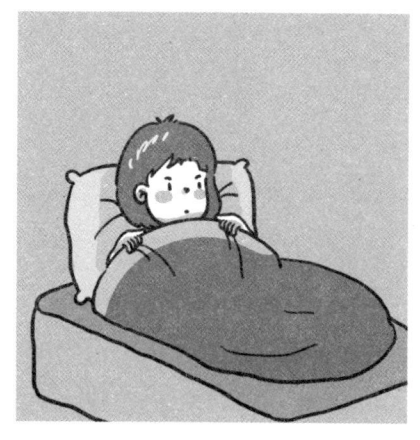

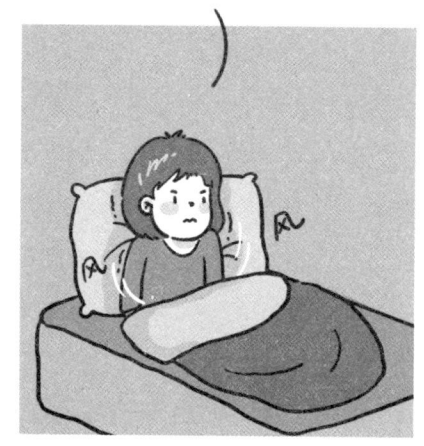

我一个朋友，当年她就是这样，特别怕冬天，起床换个衣服，中间稍慢了那么几分钟，就着凉了，然后发烧了。

这类人，大多面色偏㿠白，精力常不足，气不够用，不想多说话，不能劳累，非常容易自汗，动一动，就出汗，汗偏凉，出完汗后，容易心慌，因为身上有这种细凉汗，导致尤其怕风，体格稍瘦，大便容易不成形，口里常偏淡，平时一般不容易上火。

这种就是营卫不足的人，一定要补营卫。补营卫最好的方子，就是桂枝汤（请在医生指导下使用本篇文章涉及的药物和药方），或者归芪建中汤。

卫气：我和你(营气)不足，
主人的身体很弱，
甚至一换衣服就感冒。

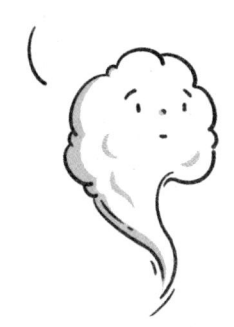

营气：主人把我们补足，
身体就会强壮起来。
要补足我们，可以用桂枝
汤或者归芪建中汤。

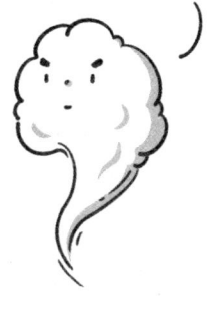

可是有人一吃桂枝汤就上火，那么，就用桂枝汤加黄芩就可以了。

若是感冒后还继发了咳嗽，最好用桂枝加厚朴杏子汤。

营卫不足的人一般体质偏弱，受纳能力偏低下。所以，平时喝药的话，药量不能过大；吃饭的话，也不要吃太饱。

这种患者，最好是常服桂枝汤，如果服后汗太大，就要把药放到常温时服药，并且汗大的话，单次服的量一定要少，每次两三口，一天多喝几次；要是喉咙痛，就在方子里加黄芩清热。

患者一定要根据吃药后的感受调整自己服的药：

药液太烫，怕喝了汗出过多，就等凉一点再喝。

药液太多，怕喝多了药劲大引起汗多，每次就少喝几口，分开多喝几次。

喝了之后上火了，引起咽痛，就在原方中加点黄芩，等不咽痛了，再把黄芩去掉。

喝了之后，身体感觉太累了，可以在原方里加点黄芪、党参。

如果本方喝了不舒服，自己又不会调整时，就一定要找一个懂的医生，并听从医生的建议。

改善体质，是一个长期的过程，一定要在医生的指导下服用桂枝汤。

你不要看桂枝汤只有五味药，其中还有两味是生姜、大枣这种作调味料的，但是对证了，天天服，就能起到非常神奇的作用。

二、一来月经就感冒

我在门诊常遇见以下两种类型的患者。

一类患者是来月经之前喉咙痛、鼻子喷火，想吃凉的。

这种患者多半是阳明经原本有热，月经之前，气血汇聚到冲脉，形成月经将来之势，气血一旦过度汇聚，就会成形热象，若是经络通畅，这热象虽然汇聚，却也可以传导到四肢。

怕就怕，患者经络狭窄，热气过度集中在冲脉，而冲脉偕肾经与阳明并行。（叶天士指出："冲脉隶于阳明。"亦指出："凡经水之至，必由冲脉而始下，此脉胃经所管。"同时还指出："冲脉上冲，犯胃为呕。"）

冲脉热，就会波及阳明，阳明热，就是胃肠热。胃肠一热，其经脉所循行的鼻翼两侧、唇周就会长痘，鼻子喷火，喉咙痛。

月经将来之前，气血集中到冲脉，累及到阳明经，患者胃肠有热，自然想吃凉的。

一般碰到这种类型的患者，我常用小柴胡颗粒和保和丸。

治好这类患者的关键在于经络要通畅,可以给患者针刺足三里、合谷、太冲。

另一类患者是来月经之后,畏风怕冷,低烧。

来月经之后,患者的血室就空了。

血虚之人,营气是不足的。营卫相随,营气不足,卫气就发挥不了功能,自然是一吹风就感冒,这种可以理解为血虚感冒,一般可以缠绵十几天,到了这里,就得补充营卫了,可以用桂枝汤。

但是,血室是空虚了,很容易被邪入侵,治血室的邪气,唯小柴胡汤是最好用的。

所以,治疗这种感冒,我最常用的就是柴胡桂枝汤。

中成药的话,勉强可以用小柴胡颗粒和感冒疏风颗粒。

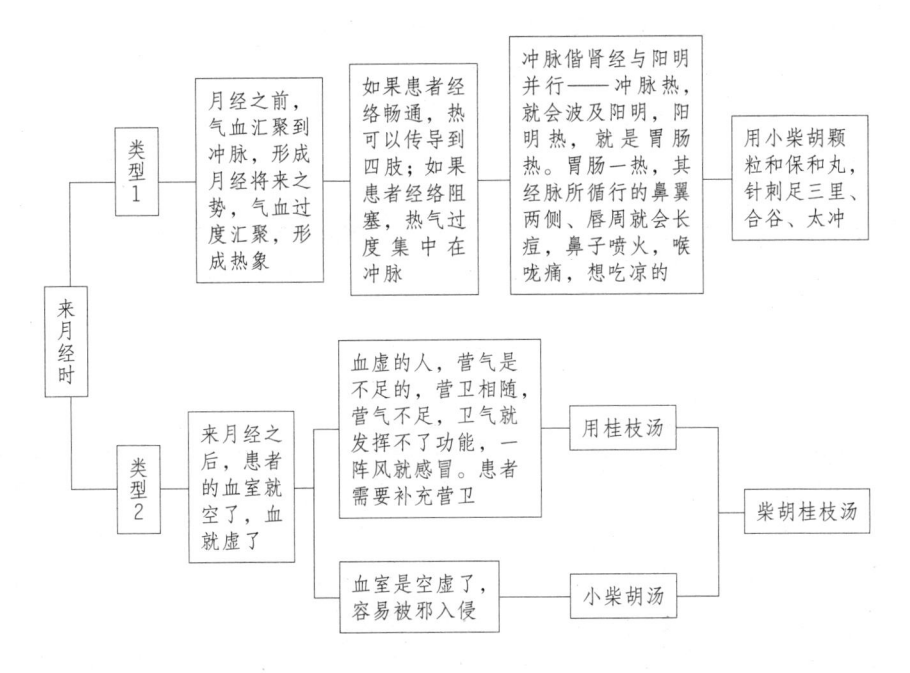

来月经时
- 类型1:月经之前,气血汇聚到冲脉,形成月经将来之势,气血过度汇聚,形成热象 → 如果患者经络畅通,热可以传导到四肢;如果患者经络阻塞,热气过度集中在冲脉 → 冲脉偕肾经与阳明并行——冲脉热,就会波及阳明,阳明热,就是胃肠热。胃肠一热,其经脉所循行的鼻翼两侧、唇周就会长痘,鼻子喷火,喉咙痛,想吃凉的 → 用小柴胡颗粒和保和丸,针刺足三里、合谷、太冲
- 类型2:来月经之后,患者的血室空了,血就虚了 → 血虚的人,营气是不足的,营卫相随,营气不足,卫气就发挥不了功能,一阵风就感冒。患者需要补充营卫 → 用桂枝汤;血室是空虚了,容易被邪入侵 → 小柴胡汤 → 柴胡桂枝汤

通常血虚的人,在月经后,除了容易感冒之外,还会出现视物模糊、头晕头痛、心慌手麻的症状。这类患者治好的关键在于补血。

补血可用归脾丸，或用毓臻桃嬿膏方①。

三、一便秘就感冒

有的患者一遇到便秘就感冒。这里的便秘特指是因大便干燥硬结引起的便秘。

这种症状在儿科里很常见。

小朋友平时每天都有大便，突然两三天不大便了，当妈妈的就知道要糟糕了——很快小朋友就开始发烧了。

这种症状多是食积发热。患者原本阳明经就有热，这个阳明经的热又多半是吃出来的。

患者平时食物中热性比例较重，导致阳明胃肠本身积热。患者可能会常吃这几类食物：煎炸的食物，比如薯条、鸡翅；烘烤的食物，比如面包、饼干；热性的食物，比如牛排，烤羊肉串，炖老母鸡、鸽子、鹌鹑；甜腻的食物，比如巧克力、蛋糕、甜品；又常吃补品，比如黄芪、人参、枸杞、虫草；热性水果，比如榴莲、芒果、龙眼、荔枝。

以上我只是举例患者可能吃到的食物，患者吃到的热性食物不仅指上述食物。

这个类型的患者平时还容易盗汗、流鼻血、扁桃体肿大、腺样体肥大、眼屎多、口臭、磨牙、放屁极臭等。

排便原本是排出阳明积热的最大通道，可是因为便秘，这个排出积热的通道被堵住了，阳明的热出不去了，里面沤着要着火了。

---

① 毓臻桃嬿膏方，作者自拟方，组方为五指毛桃10克，阿胶6克，桃仁3克，玫瑰花3克，人参10克，茯苓10克，白扁豆10克，甘草6克，酸枣仁15克，龙眼肉15克，佛手10克，香橼10克，薤白6克，昆布10克，桑椹子10克，枸杞子10克，山药10克，沙棘6克。请在医生指导下使用本方。本方成品不可替代药品。详见范怨武著作的《痰湿一去百病消》。

这时候，患者去外面，太阳晒一下，这就天雷勾动地火了，就会发热了。

或者患者本身内热很重了，本来大便排不了热，皮肤还能散散热的，起码有个排热通道还算通畅。但是，如果患者长期待在空调房中，其毛孔汗腺、皮肤毛细血管就会收缩，使得皮肤这个排热通道也堵上了。

一旦患者排不了大便，皮肤也排不了热，患者这时不发热才怪。

这种患者一般还是小朋友，又是高热、又是惊厥，家长吓都要吓死了。

这种情况怎么治疗？出现了这种情况，要根据患者不同的症状对症治疗。

一种就是患者仅仅是发烧，而且大便不通，没有其他比较特别的情况，可以使用凉膈散，或单用保和丸或者保和丸颗粒，用双倍量，甚至三倍量，大便一通，小朋友就会自己微微渗汗出来了，一出汗，大便就通出来了，很快就会退烧了。

用这种方法的前提，是能明确知道发热是因乱吃引发的。

不想吃药，就用开塞露，先把大便通出来，但事后最好是服用点保和丸清清肠。当然了，想要口感好点，葆通茶①也可以的，用量可以提高两三倍，先把烧退下来就没有问题了。

还有一种症状，患者不仅仅发烧，也不仅仅便秘，同时还有喘（咳喘），肺里痰声很重，呼噜呼噜的，而且有明确的着凉史，如吹空调，雨天淋雨，游泳后在泳池边吹风等，没有汗，或就是出汗烧也不退。

---

① 葆通茶，作者自拟方，组方为山楂10克，麦芽10克，木瓜3克，玳玳花3克，鸡内金10克，沙棘10克，莱菔子30克，橘皮10克，茯苓10克，紫苏子10克，淡竹叶3克，栀子6克，蒲公英6克。请在医生指导下使用本方。本方成品不可替代药品。详见范怨武著作的《痰湿一去百病消》。

这种症状的患者，有咳嗽、喘气、痰重、高烧、舌红苔黄、口臭的症状。这种就是寒包火了，常用麻杏石甘汤，现在好像也有麻杏石甘合剂。也可合用小儿肺热咳嗽颗粒、保和丸颗粒，用两倍三倍量，把烧退下来再说，然后再用其他药好好调理。

总之，退烧之后，最好清淡饮食一两个月，让脾胃恢复一下，不要一好就又大吃大喝，不然病情又会反复了。

家庭护理，有时候比医生治疗重要多了。

湿热感冒，治起来要防止伤脾

某一天，一位患者解溪处患腱鞘囊肿，在自行做米粒灸时，因灸量过大（数穴同时点灸），造成剧痛引起晕灸，不省人事。

晕灸之后的次日，患者出现咽痛并发热。

患者之所以出现这种情况，往往是因为有以下几个原因：

一是患者正气虚（本就体弱）导致了晕灸；

二是患者正气虚时，邪易凑，此邪有二，一是过量的灸热，一是当时的高温暑邪；

三是患者所治之经为胃经，热邪直入足阳明胃经；

四是解溪处囊肿为水饮，水饮经灸治后，融化为湿，但因正气虚弱无法排出，就结合了艾火的热，变成了湿热。

患者用甘露消毒丹（请在医生指导下使用本篇文章涉及的药物和药方）一剂，煲一大碗，不拘时服用（此方无错）。

这个热，很快就退了，但是，患者出现了腹痛腹泻，是水泻，问我怎么办。

我说这是伤了脾阳了，在原方上加点白扁豆，可以止痛止泻，继续清胃中热毒——要清就清干净，就只加了白扁豆扶正。

她服用了两剂药之后，虽然没有再腹痛腹泻，但是一到晚上就发烧了。

患者问我怎么办。

我一听，就知道是怎么回事了，这是热已经祛除，但是伤脾阳之后，转为寒湿了，这是气虚加寒湿，无力排出湿，湿郁又再化热，气虚而郁也化热。

该怎么办？

我建议患者用七味白术散加味①。

这时她适逢经期而至，血室又开，就在七味白术散的基础上加柴胡、黄芩、法半夏，喝完后几小时就慢慢恢复正常了，次日精神也非常好。

这个病例是十分典型的逐机治法，而非持重治法。

逐机治法，就是追逐病机的转变，快速调整治疗方案。

持重治法，就是持久稳重的治法，因病机长期稳定，需要用守法。

关于这种机转的分析，可以看我著的《痰湿一去百病消》中第十七章《湿热感冒的应对及善后处理》中《湿邪在脾》这一小节的描述，是十分详细的，并附了更详细的案例。

---

① 七味白术散，方子详见范怨武著作的《痰湿一去百病消》。

着凉后的感冒传染问题

2021年9月23日是周四，晚上，六六睡觉时，有点鼻塞。到周五上学，也没有特别大的变化，就是晚上睡觉时鼻塞。

我想了下，那段时间正值中秋节，便让她放肆了一下，吃了不少柚子，还吃了石榴和梨。这是埋了下伏笔。

秋分一到，深圳早晚的温度就降下来，但我们还是按暑天那样，晚上没有关空调。

周五晚上，她在家穿家居的清凉裙子，没有注意保暖，好像就着凉了，睡觉的时候，鼻塞就更严重了，一晚上没有睡好。

到了2021年9月25日，六六的精神就更差一点了，因为没睡好，鼻塞很影响睡眠质量。

早上我给她冲了玳香苏茶①、芥子茶②、小柴胡颗粒（请在医生指导下使用本篇文章涉及的药物和药方），先把鼻子通一下。

我通常用芥子茶方来治咳嗽，但是2020年，有一次，我发现六六

---

① 玳香苏茶方，作者自拟方，组方为玳玳花6克，香橼3克，紫苏10克，芫荽3克，香薷6克，橘皮10克，甘草3克。请在医生指导下使用本方。本方成品不可替代药品。详见范怨武著作的《痰湿一去百病消》。

② 芥子茶方，作者自拟方，组方为五指毛桃6克，山药6克，白扁豆6克，茯苓6克，橘皮6克，甘草3克，杏仁6克，苏子6克，黄芥子6克，莱菔子6克，桔梗6克。请在医生指导下使用本方。本方成品不可替代药品。详见范怨武著作的《痰湿一去百病消》。

鼻塞很严重的时候，给她冲了培土茶①和芥子茶后，鼻子马上就通了，于是我认为，芥子茶方对于风寒引起的稍重一点的鼻塞，有很好的通窍作用。

六六喝了药之后，鼻塞稍缓解，但是到了中午，出现了眼屎，我认为是中秋节期间吃多的食积化热了，便赶紧冲了小柴胡颗粒和甘消茶②，为的是清除食湿产生的湿热。

又因为六六的鼻塞主要是寒邪引起的，便加了芥子茶。

小柴胡颗粒和甘消茶以及芥子茶混冲喝下去。六六的眼屎很快就没有了，但是可能又有点凉，那鼻水就很清很水往外流，而且有鼻涕倒流的可能，会引起鼻后滴漏的咳嗽。

于是到了晚上，我就改成了椒梅茶③（温性更强）、芥子茶（化痰饮）和玳香苏茶（清表邪）。

这三个茶喝下去，六六晚上睡觉果然就安稳了，鼻子就通啦。

为什么我不给六六开药呢？

因为她已经不肯喝中药了。她连一些颗粒，如午时茶颗粒、小柴胡颗粒都不肯，要不是有妻子镇着，我是一个也喂不了。

---

① 培土茶方，组方为五指毛桃10克、山药15克、白扁豆10克、茯苓10克、芡实10克、莲子10克、黄精10克、橘皮6克、甘草3克。请在医生指导下使用本方。本方成品不可替代药品。详见范怨武著作的《痰湿一去百病消》。

② 甘消茶方，作者自拟方，组方为桑叶6克、淡竹叶6克、淡豆豉6克、藿香6克、白扁豆6克、香薷6克、金银花6克、薄荷6克、葛根10克、蒲公英10克、马齿苋10克、赤小豆10克、薏米10克、绿豆10克、黑豆10克、白茅根10克、芦根10克、青果6克、余甘子6克、白芷3克、麦芽10克、沙棘10克、鸡内金10克。请在医生指导下使用本方。本方成品不可替代药品。详见范怨武著作的《痰湿一去百病消》。

③ 椒梅茶方，作者自拟方，组方为南瓜子30克、香榧子30克、乌梅15克、花椒3克、苏子6克、茯苓10克、橘皮10克、玳玳花6克、干姜3克、肉桂3克、丁香3克、小茴香3克、肉豆蔻6克、刀豆6克、蒲公英15克。请在医生指导下使用本方。本方成品不可替代药品。详见范怨武著作的《痰湿一去百病消》。

所幸是我所拟的药食同源的方子她能喝。

2021年9月26日，我一天给她喂了四次芥子茶和培土茶巩固前一天的成效。

万幸，没有发展到咳嗽。

在治疗过程中，中间有一天凌晨5点多，她咳嗽了一阵，我一听那痰声和她不停咽口水的声音，就知道是寒，赶紧起来蒸了一个鸡蛋，剥了壳，也不管她醒没醒，就给她背上滚鸡蛋了。

我也就滚了几分钟。六六再睡一会儿，就起床上学了，之后再也没有咳嗽。

对自己孩子的体质，我也是慢慢地感知与摸索，哪种处理方式最快解决，也是在前面各种失败的经验上累积起来的。

在六六着凉的时候，我就在担心，顺顺成天跟他姐腻一起，也不知道会不会中招。

在这期间，顺顺抢他姐姐喝过的矿泉水，当时，我妻子就觉得糟了。

果不其然，顺顺当天晚上就开始鼻塞，还好不算太严重。

我赶紧给他冲了玳香苏茶和芥子茶各一袋。

为啥这样用？

因为这是传染的，病邪的性质很类似。

一般情况是姐姐六六得什么外感，顺顺就会得什么外感。

上次姐姐六六得了结膜炎，发烧6天，顺顺也跟着得结膜炎，发烧了5天。

2021年9月27日，顺顺的情况就严重了，一晚上鼻子堵着，整个人就变成了"嘤嘤怪"，哼哼唧唧。

我给他冲玳香苏茶和芥子茶喝，他也不怎么喝。我只好把茶和少量奶粉混冲着，他才喝下去的。

我给他冲这两样，效果就是差那么一点，总是有鼻涕。

于是我想了一下，可能还是病重药轻了，便转用了椒梅茶和芥子茶各一袋。喝完之后他竟然很快就睡着了，鼻子是完全通的。

我自己还存在一种误区，我一直以为着凉引起的感冒，并不会传染——我自己成长过程中，与弟弟妹妹一起生活，好像没传染过给他俩，或许是我不记得了。我与妻子要是着凉了，也很少相互传染，因此我并不理会这种着凉的感冒的，甚至在感冒期间餐具有时候也没有分开用。

这次两个孩子就是出现了姐传弟，所以还是生活让我成长，我不再那么想了。

《伤寒论》为什么叫《伤寒论》，《伤寒论》的第一个方子又为什么是祛寒的桂枝汤？

就是因为寒邪是会传染的。

我们现代人看着凉，染风寒，就会觉得不就着个凉吗？

但在汉代寒邪一旦传染起来，十死其七。

有那么严重吗？

我们觉得应该没那么严重啊，之所以会这样想是因为我们以现代人的角度去看。

古代，普通人连吃顿饱饭都难，常是闲时吃稀忙时吃干，一天也只是吃两顿，没活儿的时候，两顿都是稀的，活着就行，肚子常处于饥饿状态，身上也没有什么脂肪。

人们常常是低血糖状态，活动得太过了，很容易就会头晕冒虚汗。要是早上起来干活，让雾露给打着了，或者赶路让风给溜了（古代人穿的衣服肯定也没有现代的密实，容易漏风），这一着凉，可不就感冒了吗？

一家人都是低血糖状态，免疫力都不会太好。

回到家，一个喷嚏，全家中招。

这时，大锅熬碗桂枝汤，全家就喝好了。

那时候的人处于吃不饱的状态，血糖很低，一发汗，就更虚了，低钠血症加上低血糖，有可能会诱发死亡，所以发汗要慎重，所以方子里有大枣，炙甘草里有蜜，也算有糖分。患者喝完了药，还得喝白粥补充糖分。

可见，古人也是很慎重地用药。

小儿反复发热不退

我治小儿发热这几年，虽然跌跌撞撞，哪怕是拖多几天，也鲜有不能退热的！

但总有那么几例，能让我长教训。

2018年6月6日，初诊。

张某某，女，4岁。

主诉：发热半天。

现病：发热38℃，咳嗽，痰音重；头痛，头晕；常脐痛；发热前有饮食不加节制史；舌淡嫩水，指纹淡。

诊断：咳嗽。

用药：柴胡（请在医生指导下使用本篇文章涉及的药物和药方）8克，黄芩8克，法半夏8克，党参8克，苦杏仁8克，桑叶8克，连翘8克，茯苓8克，白豆蔻8克，滑石6克，川楝子6克，元胡6克，麦芽10克，神曲10克，山楂10克。

五剂，水煎服，日一剂，早晚分服。

患者内有食积，外感风寒，郁而化热。

患者的病位在肺，她有发热，又有过食零食历史，因此我简单地辨为肺有湿热，遂以常用效方柴胡杏仁汤加味。因其有腹痛故我又处以金铃子散专方。患者的舌上并没积食的表现，我认为是食积还没有表现在舌面上，是延时反应，故参考意义不大。

第一章 感冒、发烧

主要是食积发热兼热湿引起的发烧，频率实在是太高了。
以下是家长在微信上给我发的信息：

6日，孩子早上8点的时候耳温是38℃左右，看完诊到家午餐胃口不佳，到下午3时耳温在38.5℃上下波动，3时左右喝药后会喊头晕、头疼，但是因为精神尚可。询问你后每两小时喝100ml药。

晚餐在外面餐厅吃的，感觉饿但是胃口一般，吃了几口饭几口菜就不想吃了，因为无奈外出，有雨有风，尽管很注意了，但还是受到外面的冷热的冲击了。晚上8点后体温有上升趋势，但不明显，晚上9点喝了150ml的药，10点又喝了150ml的药然后入睡了，温度维持38.5℃左右，期间有咳嗽，间隔较长了，没那么短促。

孩子入睡后咳嗽绵长，少有几次。7日凌晨2点左右，耳温为38.88℃左右，发现脚掌温度低，脚趾冷，脚面温暖，搓热，皮肤较干，其他地方发烫，暂观察（因为睡得安稳没叫起来服药）没开空调门窗。对流无风微凉，脖子微汗较烫。

7日凌晨5点，耳温为39.1℃，她爸刚好喂水的时候给她服了退烧药。她说不难受。她早上6点开始发汗，体温从38.4℃左右逐步降到37.5℃左右，退烧药药效现在差不多要过了，耳温又是38℃，还在睡觉，所以第二剂中药还没喝。

我做了更方：苏叶10克，防风6克，香附10克，陈皮10克，青蒿6克，泽泻10克，神曲10克，甘草6克。

这个患者没有像我预测的那样，一剂药即退烧。
我一看外面，大风大雨，这几天正是台风，到处水淹，我想，可能前面用了化湿热的方向不对。我推断可能是寒湿。

于是换了香苏散祛风,加上青蒿、泽泻化湿。

次日,家长又在微信上给我发信息:

> 早上换了方后,孩子出汗比较顺利了(感觉昨天比较肤干,热憋在里面)体温基本上在38℃内,精神很好。
>
> 下午接近傍晚的时候,孩子开始有鼻涕,且鼻涕由清转黄、浓,咳嗽痰声,间隔较久,体温基本在37.5℃左右,入睡前咳嗽,把晚餐全吐出来。一整天喊脖子疼、酸(最近含胸挺肚子站不直),刚又喊眼头疼,整体感觉是好转,所以继续观察,明天再汇报。

我嘱咐家长让孩子少吃点饭,再吃一剂药。

看来按照外感寒湿治疗是对了。但是方向还是不太对,总感觉少了点什么?

家长还告诉我,孩子的外婆来了,又做了好吃的,孩子多吃了点。

我看,本来可能快好了,又因食而复发。

过了一天,家长又给我发微信:

> 孩子昨晚不知道是不是吐了的原因,吃完药就睡觉了,有一会是从小腿凉到脚趾,体温最高是38.8℃,然后搓热了。因为睡得沉,就给她喂了几口水,没服退烧药,下半夜到现在都是38℃左右。昨晚睡觉的时候就37.3~38℃左右了,现在刚醒,体温是37.1℃。

看来孩子还是虚的。

我建议家长带孩子来复诊。

三诊，夜间热重，伴咳嗽，咳后呕吐，眼痛，头痛，腹痛，鼻塞，大便稀泡沫，舌淡嫩水滑。方如下：

党参10克，白术10克，茯苓10克，山药30克，木香6克，葛根10克，藿香10克，石菖蒲10克，炙甘草3克。

三剂，水煎服，日一剂，早晚分服。

腹痛丸一瓶（医馆协定处方药，以良附丸为基础方的加减方，每天两次，一次8粒）。

这是什么方？

叫七味白术散加味，加了山药30克，重补脾敛脾；又加了石菖蒲，通鼻塞，又芳香化湿。

为什么用这个方？

患者治疗三天了，舌还淡嫩水滑，这意味着患者脾虚、脾寒，所以才会腹痛。

七味白术散里有四君子补气，即党参、白术、茯苓、甘草。另外，木香行气，藿香化湿，葛根升津。

这个方子，是治脾虚腹泻的，但是它也能治外感，因为藿香就能治胃肠型的感冒。

正气内存，邪不可干；邪之所凑，其气必虚。

患者服药后，家长反馈如下：

今天吃两剂，基本就稳定了，腋温36.9℃，耳温37.3℃左右，咳嗽声比较浊基本声在喉咙，这两天就不喊肚子疼，换方之前动不动就喊肚子疼，汗有出，但汗微，比之前止不住狂出汗好很多，现在就是鼻涕黄绿黏。

我告诉家长，在上方基础上加法半夏 6 克，陈皮 6 克，香附 6 克，再吃两剂。

患者就是因为脾虚了，所以吃多一点点就食积，运化不了；恰好那几天，外面狂风暴雨，那从哪里判断她有湿——她身体各部位感觉到酸。

最后再总结一下，为什么有些人反复发热不退？

除了湿会裹热之外，还有一种就是气虚造成的。因为气虚，所以保卫不了身体，稍有风吹草动即感冒发烧。

气不补足了，光祛寒，光透热，光利湿，都不够的。

这种就需要边补边祛邪了。

湿：我把你（热）包裹住了，你在人体里出不去。

热：得用祛湿药把你（湿）去了，我从人体出去，才能解决人体的发烧问题。

气：因为我（气）虚，所以我保卫不了身体。也就是说，主人的免疫力低下了，稍有风吹草动，主人就感冒发烧了。

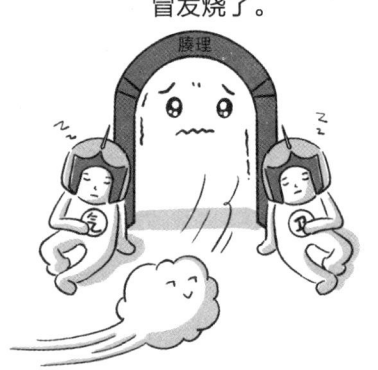

后来患者就不再发烧了，咳嗽好了，也没再喊过肚子疼。患者的症状是典型的气虚外感寒湿加食积发热。

关于气虚外感的方子，我有 6 个常用的：第一个是人参败毒散，第二个是小柴胡汤，第三个是柴胡桂枝汤，第四个是理中加桂汤，第五个是补中益气汤，第六个是七味白术散。

孩子发烧，有时居然和饮食有关

某天，幼儿园老师打电话说六六发烧了。

我接到六六的时候，老师说看她不睡觉，便摸了一下，觉得烫，用水银体温计测了一下，38.5℃，让我们赶紧带她去医院看一下。

中午一点半，我抱着她回家，身上果然有点烫，但她精神还可以，就是说头有点痛。

中午的发烧，心率加快，血压也会跟着上升的，头充血的话自然会痛。

抱着她的时候，我就问她，怕不怕冷？

她说不怕，说还有点热。

没有鼻塞，没有流鼻涕，更没有咳嗽。

完全没有呼吸道的症状，又不畏寒。

这种情况，基本上可以排除太阳病。

我把六六带回家，让她躺在床上，为她检查了一下口腔，咽部没有疱疹，咽微红，看不出火气，舌淡红苔薄，没有腻苔，口不臭，我用手摸她的肚子，没有特别热，也没有腹痛、腹泻、大便黏这些症状，基本上可以排除是阳明病。

一般急性的发热，从伤寒论角度看，多是三阳病，不是太阳病，不是阳明病，那就只剩下少阳病。

少阳病，咽干（只有咽微红）、口苦都没有，目眩也没有，但目眩常与头痛相伴。

所以，我决定先上小柴胡汤（请在医生指导下使用本篇文章涉及的药物和药方）。

刚好我那几天口苦，家里有小柴胡汤合平胃散，两个合方代煎好的药，我用来排出身体垃圾用的。

现下正好用上了，赶紧热了一袋给她喝上，喝完就哄睡了。

六六睡醒后精神很好，但是我一看她的舌苔，腻苔浮出来了，看来，还是有湿热隐藏在深处，给发出来了。

这时候，收到了六六的班级群通知，说班上有个同学在早上入园体检的时候发现了口腔有疱疹，目前已经让这个孩子回家了。还好这个孩子没进到班级的教室里，现在班级正在全面消毒。

我心里就暗道，该不会给传染了吧？

晚上老师打电话来关心六六情况，叮嘱要带去医院检查，学校要统计。

我挂掉电话再看六六，她精神好很多，我又用压舌板看了她的咽部，也没有疱疹。

冰箱里还有之前用来调理肠胃湿热的甘露消毒丹合三仙汤，保险起见我又给她喝了一袋。

她喝完了，除了有点发热之外，没有任何不适，精神好得很。

周三我上班，妻子自己在家带俩娃，我叮嘱她别忘了给六六喝药。

妻子本打算等我下班后再带六六去医院，结果我有事耽搁回去的有点晚，加之妻子没挂到号，只能等周四再带她去检查。

妻子说一白天，六六体温就在37.1℃到37.4℃之间波动。说是发烧吧，有时又不到37.3℃，但闹腾一下，体温就会高一点。

她出汗正常，身上哪都凉快了，唯独太阳穴两边有点热，脖子两侧有点热，胳膊窝有点热，肘窝有点热，手心有点热，其他地方基本上是正常体温。她咽喉也未见异常。她没有任何不适。

看她热的部分,以少阳经为主,少阳也确实容易郁热。气虚也容易郁热。我就又给她喝了一袋小柴胡汤合平胃散,小柴胡汤入少阳,小柴胡汤里有党参可补气,反正喝完就正常了。

周四早上妻子带六六去市儿童医院看诊,医生检查过之后,诊断为急性上呼吸道感染,开了无传染性无需隔离的证明,又开了瓶美林给我们备用。

这次完全是莫名其妙的发烧,整个过程除了有一丁点儿头痛外,没有任何不适,没有鼻塞、流涕、喷嚏、咳嗽,没有腹痛、腹泻,什么都没有,就算是腻苔,也只是出现了那么一会儿。

后来我仔细地分析了一下,究竟是哪出现了问题?

就是上一个周日的时候,我们在商场逛了半天,然后在那吃饭,找来找去,没有适合的地方,就在一家烤肉店吃饭,六六和弟弟都喝了不少南瓜粥,又吃了米饭和玉米粒。

但是有一点,就是六六这次吃了不少烤牛肉,平时她不怎么爱吃肉,这次的烤肉竟然说喜欢吃,就让她吃了不少。

按理说,牛肉的热,应该积在阳明的,不知道怎么的跑少阳去了。

这是我事后分析的。

总体过程,就是先喝了一袋小柴胡汤合平胃散,出现腻苔,再分两次各喝了一袋甘露消毒丹,腻苔马上就退了,但是体温总是徘徊在37.2℃,就是这点郁热散不掉,再次喝一袋小柴胡汤合平胃散,就彻底好了。

你是不知道我有多害怕孩子生病。

生病我能治,但是生病过程中的赖唧,真的是会压垮父母的,小孩各种哭闹,抱不行,坐不行,躺不行,给吃不行,不给吃也不行,就是哭。

"赖唧"是东北方言,我理解的意思,就是撒娇不是撒娇、发脾气不是发脾气,你分不清是撒娇还是发脾气,哭哭啼啼,安慰没用,骂没用。

那种赖唧真的会把大人折腾到疯,让你什么事都干不成。

现在看,就是一种烦,从中医的角度看,就是神志病(某种角度的神经病)。

少阳三焦与厥阴心包相表里,少阳的热可以通过经络传给心包,会干扰到心神,出现烦躁不安的感觉。

通常在感冒发烧之后会有点余热未烬,这个余热,就会作怪。

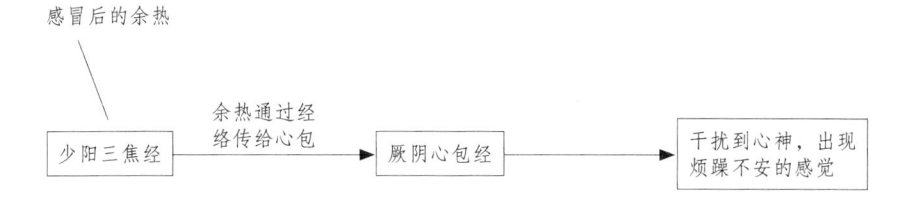

感冒后的余热

少阳三焦经 →(余热通过经络传给心包)→ 厥阴心包经 → 干扰到心神,出现烦躁不安的感觉

我常常用栀子豉汤来治,不过自打我开发了静夜司之后,就不用其他的了,往孩子奶瓶里怼一条,混着牛奶喝进去,多半就没事了。

关于这个,可以看我在《痰湿一去百病消》一书中的《毓臻静夜司茶》一节。

不过这只是我个人的经验,大家自行分辨。

第二章 官窍

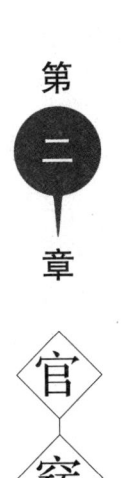

鼻塞半年无法正常呼吸，原来是这样治愈的

2020年11月23日，有位从苏州过来深圳治疗的患者，大概40岁，体格微胖。门诊主诉鼻塞半年，然后伴有全身每天都发荨麻疹风团，瘙痒。

患者的两个症状几乎是同时出现。

患者是从苏州过来的，苏州在这个时节天气又冷又湿，我考虑是湿邪，我先给她扎针。我选的穴位：肺经合穴——尺泽，脾经的合穴——阴陵泉，肾经的原穴——太溪。

肺脾肾是人体代谢水湿比较重要的三个脏腑。

肺宣发肃降通调水道，然后脾运化水湿，肾主水，这三个脏腑调理身上的湿气是很好用的，所以我选了这三个脏腑经络的三个穴位。

她平躺下去的时候，又说她最近的肚子有点鼓，所以我又增加了一个天枢穴。

天枢穴既是足阳明胃经的一个穴位，同时又是大肠的一个募穴，所以是调胃调肠的一个很重要的穴位，《标幽赋》书中讲到天枢穴是可以补虚损的。

所以我当时选了一共四个穴位八针，大概是十一点半左右给她扎上的。

保证每一针都有酸胀感，之后在针柄烧上艾柱，这就是温针。

拔针的时候，护士问她有没有觉得身上有排寒气，她说没有，只是觉得脚上热乎乎的。

等扎完了之后就回酒店了，也不过一小时吧，就马上上厕所，排出了大量很酸臭的大便。到了晚上九点多的时候，又上了一次厕所，同样

是排出了酸臭的大便。大便排空了之后，她平时鼓起来的小肚子和胃就松垮下去了。瞬间，她这个那个堵着的鼻子就通畅了。

她原来总觉得鼻子像塞了两团大棉花，两块肉堵在那里，肿肿的肉堵在鼻子上，堵了半年。

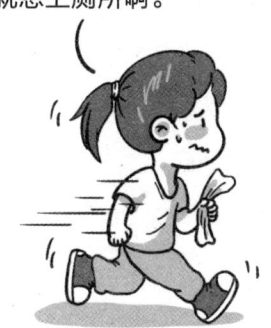

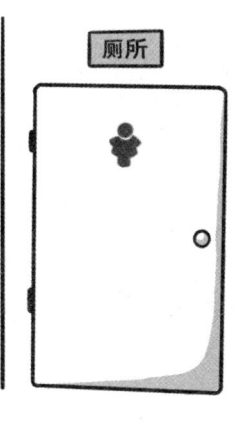

患者：医生刚给我扎了针，我就想上厕所啊。

患者：太神奇了，医生扎了针，我上完厕所以后，鼓起来的小肚子垮下去了，堵着的鼻子就通畅了。

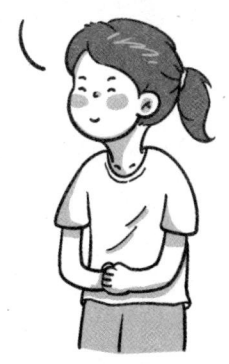

半年来，患者每天 24 小时堵鼻子，无法正常呼吸。患者曾买过一个喷鼻子的药，喷上去，就能缓解一会儿。晚上鼻子堵着是无法入睡的，每天晚上必须喷这个才能睡着，睡也是迷迷糊糊睡，因为鼻子还是堵着不通畅。所以这半年，她承受着巨大的折磨。最严重的春节的时候，她是需要半躺着睡，而且超剂量使用这个喷鼻子的药。

但是她自从第一次针灸之后，鼻子就开始通畅了，晚上也没有塞了。

针灸的效果为什么这么好呢？开鼻窍的穴位，我选的是肺经的尺泽穴，肺开窍于鼻。但是我认为真正起到作用的应该是天枢穴。

为什么天枢穴呢？

因为天枢穴既可调足阳明胃经又可调手阳明大肠经。

胃肠道的垃圾会堵在经络上，而足阳明胃经跟手阳明大肠经循行的部位，刚好在迎香穴交接，也就是说这些垃圾可以堵到鼻子上，形成一种肿块，堵死鼻子，所以，腺样体肥大，也按这个思路治疗效果非常好。

针灸了天枢穴之后，鼻子就通畅了，这是一个非常典型的治法，鼻子通畅之后，她在深圳居住了五天。这五天内，我给她针灸了三次，前两次选穴都是尺泽穴、阴陵泉穴、太溪穴、天枢穴。

这次治疗之后，她的荨麻疹就不怎么发作了。

她以前需要每天吃抗过敏的药来治疗荨麻疹。

荨麻疹这种病，让人非常痒，皮肤又热又肿，肿起来一坨。

她全身都肿，连头皮都肿，平时不发作的时候，挠一下，皮肤也会有横一条竖一条的挠痕。

经过第一次针灸之后，她的荨麻疹症状隔了一天才发作，而且发作的部位仅局限于右手，没有全身发，而且发了之后自己能消下去，不需要吃抗过敏药了。

到了第三次给她针灸的时候就已经历时五天了，这五天里，她的鼻子基本上是通畅的，没有塞过。她身上荨麻疹偶尔会零星的起一下，但是很快就会消失了。

第三次治疗时，我考虑到荨麻疹的治疗。

这时候我选了凉血的穴位，血有热的话，也会导致出现荨麻疹。

我选择了曲池穴、血海穴，这是一组清热凉血的穴位，我觉得需要把这个热分泄掉，于是沿着曲池穴，扎了一下商阳穴，沿着血海穴，扎了一下隐白穴，这两个穴位一起来解这个血的热。

同时，我针刺了天枢穴。

治疗三次之后她就回苏州了。我想，深圳的温度比苏州高，她这几天鼻子通畅会不会是因为这个暖和的天气对她有帮助。她回到了苏州之后一个月告诉我，她的鼻子仍然是通畅的，荨麻疹的发作频率越来越小，间隔时间长了，发作时间也短了。

讲这个案例，我想说明，就算是治疗鼻炎，也同样要辨证论治。为什么我认为她是身上有湿邪呢？

这是我平时积累的治疗经验——鼻炎有时候是上焦有湿，湿邪堵于鼻窍，如果是这种情况，通过化湿的穴位，便能够治疗鼻炎。

特别是鼻塞这种湿邪，因为凝滞不动，所以，这种慢性的堵，不一定有分泌物，就是湿邪、痰湿堵在鼻子里，通过经络去把它宣泄掉，就能够治疗鼻炎。

后来，她回到苏州后，我隔几天随访一次，我观察了近一个月，疗效很稳定，鼻子基本上是通畅的，荨麻疹隔个三四天零星地发一点点。

所以，有条件再来的话，再接着治疗，可以把后面的尾再收一收。

但由于患者人在苏州，不能继续治疗，没多久，又复发了，实在是很可惜，她如果是居住在深圳本地，再坚持一段时间，说不定就痊愈了。

又或者当时我给她换成米粒灸来治疗，效果就更稳定了。

很多打呼噜的人，辨证后能用甘露消毒丹治疗

有一种中年男人，体格稍胖，怕热。

他跑两步，就会出一身的大汗。

他握过的门把手，其他人再去握就会有一股滑腻腻的感觉。

他在密闭的电梯间的时候，总是弥漫着一股酸臭。

我讲这一段并没有人身攻击的意思。

我只是在说一种常见的体质类型：体胖，怕热，爱吃肉，睡觉打呼噜，口臭，咽喉红。

请注意，我说的是咽喉红，用手电筒照一下就知道了。

这种体质的人，舌苔黄腻，大便酸臭，一天排几次大便，大便黏马桶；红光满面，脸、头发都油腻。

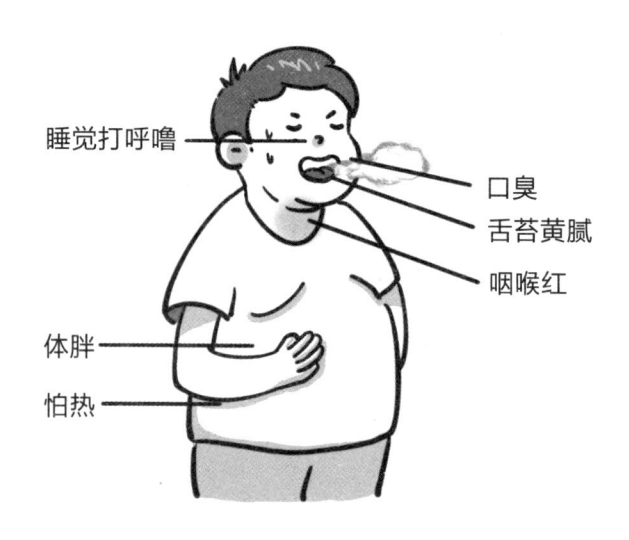

这种类型体质的人，睡过觉的床单，掀开来，床板上有个人影。

他老婆的枕头是干净，而他的两天就黄。

仔细回想一下，你身边有没有这样的人？

针对这种体质的男人，无论他是什么病，我常用的处方，都是先以甘露消毒丹（请在医生指导下使用本篇文章涉及的药物和药方）打底子加减。

但这并不是说，这个类型的人只能使用甘露消毒丹。

只是说这种类型的人，适合用甘露消毒丹的，占一大部分。

至于甘露消毒丹是什么，我相信大家可以使用搜索工具去慢慢地查。不过一定要在医生的指导下使用。(可参考《痰湿一去百病消》里关于此方的应用)

治疗腺样体肥大和鼻窦炎，多从阳明考虑

治疗腺样体肥大，多从阳明经考虑，治疗鼻窦炎也是多从阳明经考虑。如果从阳明经治疗鼻窦炎效不佳，就要从肝经考虑。

> 鼻子：如果我得了鼻窦炎，首先要从阳明经考虑。如果从阳明治疗效果不佳，要从肝经考虑。

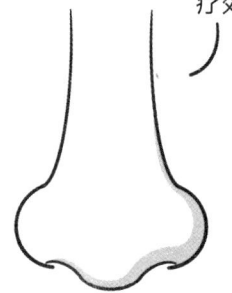

胃不和则卧不安，一般人理解为胃不和，就睡不好，会失眠的意思。但是这句话，是有前文的，"不得卧而息有音者，是阳明之逆也"，说是因为呼吸的声音而睡不着，就是打呼，堵鼻子睡不好，是因为鼻子的问题，不是失眠的意思。

所以读书不能囫囵吞枣啊！

胃不和则卧不安，讲的就是鼻子堵，堵到睡不安稳。

所以我说治鼻子，一定要从阳明经治。

腺样体肥大造成的鼻子堵治胃，是《黄帝内经》里讲的。

第二章 官窍

同学问我，女儿鼻子堵了三四年，是不是可以用必须两贴[1]（请在医生指导下使用本篇文章涉及的药物和药方）？

我说可以，这个贴的成分走阳明经，贴在迎香穴和风池穴就行了。

随后她给女儿贴了半个月说鼻子果然通了点，但是这个贴粘不太稳容易掉。

我告诉她可以把一个贴剪成三块，贴迎香穴和肚脐，用创可贴固定剪后的贴就行。还可以把贴剪成小块，贴在天枢、合谷、足三里、内庭等穴位，也用创可贴或医用胶布固定。这么操作，有循经治疗的作用。

起初我以为她只会用鼻贴。没想到她还会用葆通茶和培土茶。其实加内服甘消茶、大口七或葆通茶、培土茶也可以。如果会刮痧，就用摩痧法摩大肠经和胃经。多管齐下，效果可能更快。

我同学说，她女儿在医院检查时，医生说她扁桃体肿大，另外，她女儿还有鼻窦炎。

咽淋巴环[2]里的各种扁桃体都是相关的。我们常说的扁桃体是指腭扁桃体，腺样体是咽扁桃体。不管哪个肿起来，另一个八成也会肿起来。总之，从阳明经治疗就对了。

用必须两贴治疗可以，甘消茶可以，大口七可以，葆通茶也可以，再有脾虚加用培土茶也可以。

后来，经过治疗，我同学的女儿睡觉不打呼了。

---

[1] 必须两贴，为作者范怨武开发的含中药成分的穴位压力刺激贴，用以治疗打呼噜、鼻塞等症状。

[2] 由咽扁桃体、咽鼓管扁桃体、舌扁桃体和腭扁桃体共同围成的环形淋巴，叫咽淋巴环。咽淋巴环中的各扁桃体都是相关的，我们常说的扁桃体是指腭扁桃体，腺样体是咽扁桃体。

用补脾的方法治愈过敏性鼻炎、慢性中耳炎

有一位小姑娘十岁左右,患有过敏性鼻炎,一个多月以来反复流清水鼻涕,打喷嚏,喷嚏打多了,人都头晕。

她长期左耳有脓性分泌物,也就是慢性中耳炎了。除了平时上课有点累之外,没有什么其他特别的不适感。

这个小姑娘的问题出在哪儿?

她的主要问题还是在鼻子。患者说她耳朵问题很久了,以前洗澡或者游泳的时候进过水,抑或是洗鼻子时冲到了耳朵,总之好久了,可以先不管,就是想先治好鼻子,因为她打喷嚏打得头晕。

我要怎么看呢?

患者的面色没有明显的红或暗红,是以㿠白为主,舌淡红苔薄,这个算是正舌象,无法参考。

最后我就细细品了一下脉,脉缓,就是跳得偏慢,力量还不强,这是虚的。

而寸脉沉下去了,这代表什么?代表上焦的气,或阳气,陷下去了,这是清阳不升。

清阳不升,就是代表阳气或正气在上焦头面分布不足,也就是抗病能力下降了。

我们要用什么方法才能将阳气升上去?

谁主沉浮?

肾主沉,脾主浮。脾能升清,要补脾。脾胃虚,则九窍不通。不仅

鼻不通，耳也不通。她的耳朵是久病了，久病多虚，需要补补看。鼻流清涕，多主寒。

于是我用理中汤（请在医生指导下使用本篇文章涉及的药物和药方）先给她补脾。鼻的寒气呢？用桂枝、防风、白芷。

那耳的脓水呢？多见少阳风火湿热，我用了从叶天士那学来的三个药，野菊花、连翘、荷叶。

于是我组了个方：党参6克，干姜3克，白术6克，炙甘草3克，桂枝3克，防风3克，白芷3克，野菊花3克，连翘6克，荷叶3克，甜叶菊3克（调味）。

患者吃了一周，身体就开始改善了。

患者吃到第二周的时候，就很少喷嚏了，耳朵也不流水了。

患者吃第三周的时候，就基本上没有什么症状了。

最后患者又抓了一周的药巩固疗效。

面对孩子急性喉炎，我也有慌的时候

每次做完核酸，顺顺都要干咳几声。

2022年9月7日和8日，我听着他咳嗽有点怪，但一天只有一两声，便没有太在意，我还带着他到小区楼下散步，由于太热了，在廊亭下的椅子上坐了一会儿才回家。

晚上我哄他睡觉，就听到他睡着的时候会咳几声，是干咳。

9日，我还是没有太在意，因为顺顺吃啊，玩啊，跑啊，闹啊，一切看起来都很正常。一个上午也听不到几声干咳，偶尔才咳一两声。

9日下午两点多，顺顺还要我带着他出去。外面太阳太大了，只在外面待了半个小时就受不了了，连我都出一身汗。

回家之后，顺顺还不午睡，还能跟姐姐玩，就偶尔干咳几声。妻子让我听一听顺顺的肺，我听了肺部，没有异常的响声，又看了看他的喉咙，也没有异常，不红不肿，所以也就没有放在心上。鉴于我的判断，妻子没把顺顺几声咳嗽当回事，认为是吃杂了东西食积引起的，吃点消食药就好了。

顺顺玩到晚上快九点都不愿意睡觉。

我们连哄带骗地让他去洗澡，洗完澡就让妻子哄睡，9点上床，9点10分就睡着了。

这时我还在哄六六，我哄六六的时候，就听到顺顺在咳，十几分钟就咳两声，频率比白天增加了不少，是非常典型的犬吠样咳嗽，就跟小狗叫唤似的。六六睡着之后，我立刻走到了顺顺的房间。（有兴趣的可

以去一些视频网站搜一下犬吠样咳嗽）

这时，就能明显地听到顺顺的喉咙里呼噜呼噜的声音，有时还憋气，发出嘶嘶的声音，很艰难才吸进去或呼出去，感觉鼻腔里也有黏液。

我心想，糟糕了，这是急性喉炎，或急性会厌炎。咽峡没有异常，听肺也没有异常，两头没事，但是中间出事了。

我摸了一下顺顺的头，有点烫，而且干燥，一点汗都没有，不像平时皮肤有点湿润细汗，耳温枪一测，38.4℃，难怪这么快就睡着了，这不是玩累了，而是身体不舒服。

妻子一听我说顺顺得了喉炎，便问我："是不是那个可能引起窒息的病？"

我其实感觉到她的紧张了，但她有一点很好，就是不让人看出来慌，这样全家的情绪就能稳定。

我说，我要给儿子放血了，你给我打手电。

不瞒大家，我虽然以前在门诊治过反复急性喉炎的小患者，但是都是在经过医院处理之后平和期的患者了，就是剩点声音嘶哑而已，这种可以从容而治。

但是急性喉炎呢？

我在脑内也反复模拟过治法，救急的治法。

为什么我要留意喉炎，或者喉头水肿？

我在初中的时候看了一部电影叫《狂蟒之灾》，里头有一个情节，就是有个人被一只黄蜂钻到气管里，突然就窒息了，主角用小刀切开气管插个笔筒在上面，让他呼吸。

当时我很不理解这个情节，黄蜂吃到嘴里，吐出来就是了，为什么要割喉咙？

慢慢大了，才知道喉咙水肿会引起窒息。

在临床上，碰到过一些中药过敏的患者，比如有对酸枣仁过敏的，有对木香过敏的，有对蜈蚣过敏的，有对当归过敏的，有对党参过敏的，有对乳香没药过敏的，我都碰过。严重的一次，就是一个对木香过敏的，他服药之后头面立马浮肿，喉咙也水肿，好在吃了抗过敏药而缓解，于是我对喉头水肿又关注了。

再后来，六六出生后，在丹东有一些给婴儿洗澡搓澡游泳的店，我们常带六六去洗澡搓灰和游泳。游泳店给孩子在脖子上套个游泳圈，那会儿也不太了解为什么这样做。

我又看到一些干性溺水的介绍：

干性淹溺，主要是指因受到强烈刺激（包括冰冷的刺激、惊吓、惊恐）和过度紧张导致喉头痉挛，结果声门关闭而不能正常呼吸继而缺氧，严重者会出现窒息甚至死亡。

看了这个介绍之后，我就很害怕，人这个喉咙可不能出事，有一段时间，带六六上了游泳池玩水后，我晚上睡着都不踏实，就怕游泳池里呛着过她，然后她心里害怕我们又不知觉。

所以这么些年，我一直在研究，这个喉咙水肿或痉挛，用中医的方法该怎么解决？

这个急性的喉头水肿，很像中医说的缠喉风。

当时我还翻译过一个相关的医案，内容讲的一个女的，吃了花生过敏，喉咙水肿，憋死了。

谢医生正好去，看到死人还有血色，认为没死，就劝家人给喂了药，喝了药，吐了碗痰，就活过来了。

其实是喉咙没有闭死，还有缝，能进去一点空气，所以消了肿就得救了。

再后来不记得在哪看的医案，是用针刺破喉咙内的肿处出血，这个我已经在门诊用过，对于扁桃体肿大，用这种方法是消肿很快的。

又后来，我在阅读针灸医案时，了解有在少商穴、商阳穴放血也能治疗。

读针挑法的时候，有在脖子上以喉结为中心正方形分布十六个点放血。

大体思路，就是以放血为主，不是局部就是辨证循经。

顺顺这时候是睡着了，喉咙的呼吸声如拉锯，我在思考从哪儿入手，思考的时间其实并不是很长。

顺顺发病之前，我没有上班，我和他哪儿也没有去，没有跟邻居小朋友聚集，也没有接触到什么不干净的东西。

但是有一点，就是小孩在家无聊，会不停地找东西吃，糖果、饼干、碎碎冰、雪糕吃了一个遍，这是内因，内有积滞，阳明经有热或寒热错杂，会沿着管道上传至咽。

这时喉部黏膜被划损，热毒就会传导至喉，引起水肿。

即，邪气在胃——咽——喉这个路径上传导。

于是我的思路就来了：

起源的点，在胃，在阳明，要泻阳明的热，在商阳穴放血。

再泻喉（系于肺）的热，在少商穴放血。

我让妻子打好手电，一手拿着采血针（就是给糖尿病人扎手指测血糖那个采血针），一手抓住顺顺的小手，他虽然是睡着了，但还是会反抗，不让我抓他的手。

因为不舒服，他睡得很深，扎针都不醒。

总之，最后是将两手四个穴给扎上了，没有挤血，怕把弄醒，只要扎上就有效，就出了一丢丢的血。

扎完针以后，已经夜里十一点了，我又在网上下单买了瓶开喉剑儿童喷雾——我能辨出是热毒，这个能开喉。

20分钟药就送来了，我拿到药后，先自喷，口感是甜的，于是就给他喷了一下。这一喷，顺顺就醒了，可能这种味道让他不舒服，就起来想吐，但没有吐成功，就又睡下来。半小时过去了，喉咙里的声音还是像拉锯。

由于发烧，顺顺睡得迷迷糊糊，还憋气，让人心疼又着急。

我心想，这放血还不够，得再扎几针，助退热，一般这个阳明经病的发热，可以扎大椎穴、曲池穴、合谷穴。

我找来一寸针，扎了他的大椎穴，他一下就惊醒了，弓起身子爬着就要起来，我们哄他说是蚊子咬了，便又睡回去了，我要怎么扎曲池穴、合谷穴呢？我一抓他的手，他就挣开。

我又快速地扎了他的左曲池穴，他又醒了，我就继续哄他是蚊子咬的，安抚他睡下，但明显就有点生气，哼哼唧唧，我就不再扎了，让他好好睡吧。

接着我就拿了一剂在家里备用的甘露消毒丹（请在医生指导下使用本篇文章涉及的药物和药方）加味给煲上，煲好了放着，等他醒来好喂。

为什么一直让顺顺睡？因为他一整个白天没有睡觉，本身就很困，睡觉有利于正气的恢复，醒着反而耗神，所以不愿弄醒他。

古籍中常说的"喉中声如拽锯"，现在一声一声地入我们夫妻之耳，耳耳惊心，我决定当晚不睡了，我还没有说出口，妻子说："我今晚不睡，守着他，你赶紧睡，有事叫你。"

这种时候，我知道我是犟不过她的，听她的安排反而好，总得有一个人养好精神。

本来想轮班的，也不让。

妻子就守在顺顺身边，床头上放着采血针和针灸针以及耳温枪。

而我就去陪六六睡，我又竖着耳朵听，隔了一个房间，听不太清，翻来覆去，迷迷糊糊，睡睡醒醒，一直等着妻子叫我，结果她也没有叫我。

　　2022年9月10日早上6点，我起床到顺顺房间看他，发现妻子睡了，我摸了摸顺顺的脑袋，一头汗。我一摸到汗就放心了，这汗出热就退了，而且气息平稳，明显就是病势挫下来了。

　　我一进房间，妻子其实就醒了，跟我说，昨晚一点半顺顺呼吸就平稳了，一看平稳了，她就趁机眯会了。

　　我看顺顺状态平稳，就回房间继续补觉。8点钟，被顺顺说话声吵醒了，过去一看，他跟没事人一样，又是笑着要抱了，只是声音有一点嘶哑，声带多少有点水肿，我摸摸他脑袋，正常体温，用耳温枪一测，37℃。

　　也就是说，9日晚10点半左右发现他发烧，然后我给他少商穴、商阳穴放血，到11点左右喷开喉剑，11点15分左右给他扎完大椎穴、左曲池穴，之后再到10日深夜一点半，两个小时气息就平稳下来。

　　事态的发展是可控的，没有用上准备好的扎脖子的针。

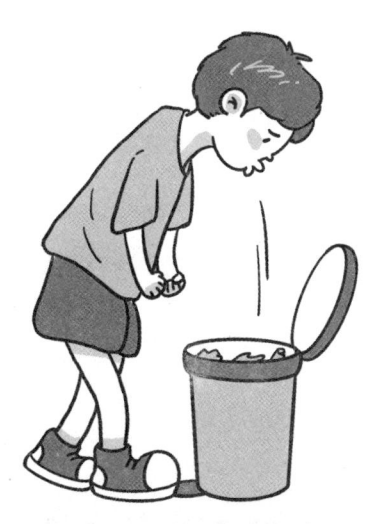

急性喉炎出现喉头水肿，关键要吐出一口痰出来，
这病就好得差不多了。医案里对此也有记录。

9日晚上发烧，10日早上活蹦乱跳，速度之快，一定是针刺有效的原因。

早上他说要喝牛奶，那当晚半夜煲的中药，如果这个时候给他喝，他肯定是不喝的，我就直接在牛奶里给冲了两袋甘消茶，他喝到一半，就往垃圾桶里吐了一大团的痰，跟医案记载的一样。

见到他吐了一口黏痰，我就知道这病好得差不多了。

喉头水肿就是痰饮在喉间，从头到尾我就一直很在意这口痰，能吐出来，就表示病将去。以前在医院上班，一些中风的老人，喉咙气管就一直有痰，时时要护士用吸痰器把痰吸出来，要不然一口痰堵死，就窒息了。

他喝了这个甘消茶后，连拉了三泡大便，这说明阳明的腑热，也跟着撤下了，属于釜底抽薪。

再摸他的头，能像正常时候那样有点汗了，皮肤恢复了湿润。

但我还是怕病情反复，又扎了一次他的大椎穴、曲池穴、合谷穴。

一个白天，他就跟没有事儿一样。我一直时不时测体温，都是正常的，到了下午六七点左右，再测，体温有点上升，我心说，不会吧，这又要来？

我又给他点刺大椎穴、曲池穴、鱼际穴。吃完饭后，他的体温就又正常了。我这估计是饿得气虚发热，吃完饭就体温就正常了。

到了晚上，就没有给他洗澡了，怕着凉。他很平稳地睡了，没有发烧，只是一睡着，喉咙还是有呼噜声，但是没有前一晚那么大声了，还是由妻子陪睡，没一会儿，呼吸就平稳了。

一直到天亮，他的发烧没有反复。

其实晚上我还是准备了一个治疗方案，即用毫针刺入下巴下面的廉泉穴，在捻转数下后再拔针，拔针的时侧向内深刺一下将肿胀的局部刺破出血，使人咳点血出来，这招是李世珍前辈的经验（《针灸临床辨证论治》)。跟从张口刺喉出血机理差不多。

10月11日，顺顺除了声音还是有点嘶哑之外，一切正常，胃纳也开了。

平安度过周日，到了周一早上，我看顺顺没啥事，便去上班了。

下班回来，发现顺顺的声音也正常了。

整个过程，除了第一晚有点惊心之外，其他时间都是很轻松度过。

即便是我，也有慌的时候，好在平素坚持读书和实践，才不至于临阵磨枪。

咽痛急症，可以针刺少商、商阳

患者刘某来开药调理痛风，他有十年病史了，另外，他还患有肾结石、中度脂肪肝、胆囊息肉，素易口渴，大便不干，右少腹偶痛，舌淡红嫩苔薄，脉弦。

我认为患者是湿蕴三焦，我开方以柴胡加龙骨牡蛎汤（请在医生指导下使用本篇文章涉及的药物和药方）合上中下痛风汤加减。

吃了几天药，患者右少腹就不作痛了，也不口渴了，但是出现了咽痛，一连痛了三天，咽口水都痛，说是可能在外面晒到了。

复诊时我看了患者咽喉，很红。这是火，我守方的基础上加了连翘、夏枯草。

我说，我给你扎几针吧，咽痛好得快。

于是拿了半寸的细针，给他少商穴、商阳穴均扎上，这两个井穴透热的。皮毛受的热气入了肺的，可以从少商透；胃肠的热气，可以从商阳透。

只要热气透出来了，咽就不痛了。

左右四个穴扎上后，稍捻转，一边捻转一边让他吞口水。

他很惊讶："咦，怎么不痛了？"

我说："比吊针快吧？"

他说："那快多了，以前要是知道，就不吊水了。"

一分钟后出针，患者的咽痛好了七八成，再服药，就事半功倍了。

一周后，患者复诊，说当天咽喉就不痛了，但感觉总有痰，咯不出来，于是我又给开了点化痰药。

少商、商阳两个穴位，除了扎针，放血也行，对于缓解咽痛（包括急性喉炎或过敏的喉头水肿都可一试）常有立竿见影的效果。

声音嘶哑，有的是上火，有的是寒包火

当声音嘶哑的时候，很多人第一个反应是不是上火了，然后就会回想是不是喊多了。

我在门诊遇到过很多这种情况。

若是伴有红肿热痛，多半是热毒，用银翘解毒片（请在医生指导下使用本篇文章涉及的药物和药方）、众生丸、黄氏响声丸甚至板蓝根颗粒治疗都有效。

若是咽干喜欢喝水伴大便干，可能是阴虚兼火毒，用玄麦甘桔颗粒、口炎清颗粒就可以治疗。

但也有一些声音嘶哑的病因，不在常规之中。

声音嘶哑，可能发不出声，也可能剧痛，但有时候不是热毒，而是寒包火。

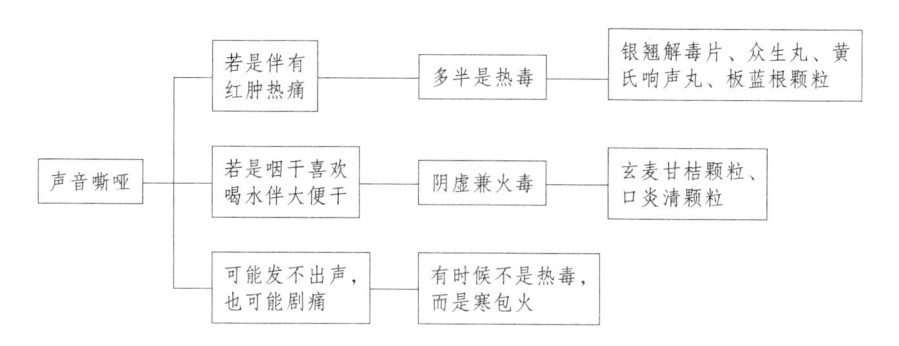

```
                ┌─ 若是伴有红肿热痛 ─→ 多半是热毒 ─→ 银翘解毒片、众生丸、黄氏响声丸、板蓝根颗粒
声音嘶哑 ───────┼─ 若是咽干喜欢喝水伴大便干 ─→ 阴虚兼火毒 ─→ 玄麦甘桔颗粒、口炎清颗粒
                └─ 可能发不出声，也可能剧痛 ─→ 有时候不是热毒，而是寒包火
```

我妹妹的小姑子，声音嘶哑几个月了，去医院看，开的西药，吃过药之后就会好一点，一停药就又反复。

寒：我包着你（火），就会造成人体看上去上火了，实际上是寒证。

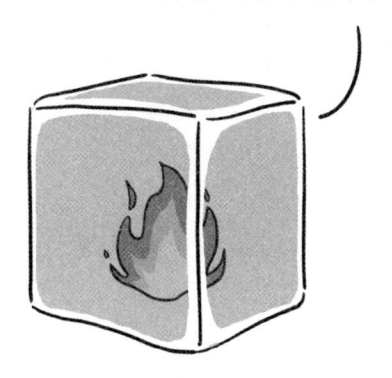

我看了妹妹小姑子的喉镜的照片和舌相，发现她的咽喉的黏膜缺乏血色，舌相也是缺乏血色，甚至唇、面部，都是无华的。

这明显不是一个阳证。

我再推测了一下，声音嘶哑几个月，应该是和她反复吃消炎药有关。根据多年的经验，消炎药少有不凉的，肯定就是伤阳气了。

她虽然音哑，但绝对是寒凝。用啥方？半夏散及汤。

法半夏 10 克，桂枝 6 克，生甘草 6 克。

先让她服一剂试一下。

她喝了一剂这个药后，第二天开始就每天吐一口痰，连续喝了五剂之后，声音就慢慢地恢复，于是又再抓了五剂。

这就是寒证。

治好了后，再以药反推测证。

也许是她小姑子一开始着了凉，这个风寒之气，只停留在了咽喉部位，咽有七条经脉经过，喉有八条经脉经过，但影响最主要的，一个是肺，一个是胃。肺通喉，胃通咽，这是物理上的相通。

寒邪从皮毛入侵，就是伤肺，因肺主皮毛，然后肺想将寒邪从喉排出，但是正气不够，就停在了喉。

她又吃了凉药，寒又从胃中生了起来，传到了咽，这个寒气就又包裹了喉的火，就在这里凝结了。

寒伤阳之后，咽喉的津液就变成了痰，或者说成了水肿，水肿长时间不消，一查声带就是水肿。

所以立下的治则，就是温经散寒、化痰消肿。

选啥？

桂枝入肺经、心经、膀胱经，可以温经散寒。

半夏入胃经，可以降胃，温化寒痰，而且半夏的"毒"，也专毒咽喉，对咽喉有靶向作用。

甘草是缓和药，可以让药气缓留在咽喉，而不下沉，以增药效。

三药的搭配，可谓天衣无缝。

所以她一边吃药，一边吐痰，慢慢就好了。

她的喑哑是不是我推测的那样得的呢？

我再一问，才知道原来她小姑子小时候经常耳朵发炎，就用双氧水洗耳朵，后来耳朵越来越背，长大后去检查发现一只耳膜已经破了，没钱修复就没去管了。她自己耳背以为大家都耳背，所以讲话就很大声，长期如此喉咙就吼坏了，再吃点凉药，就变成这样了。

其实不少成年人的病，是小时候落下的根。

半夏散及汤，除了可以治疗声音沙哑之外，还能治疗咽部寒包火的剧痛。

气阴两虚挟湿引起的慢性中耳炎

有一个小朋友得了慢性中耳炎,四年了,于2019年3月25日找到我初诊。

我用检耳镜看了一下右耳道,耳道里全是浓鼻涕一样的黄色分泌物。

他妈妈说,化验过,没有细菌感染,就是分泌物,四年了,一直往外流。

患者的左耳是正常的,其他的无不适;舌淡红苔稍白腻,脉弱;久病多虚,四年了,还流浓黏分泌物,必然是虚;黏性为湿,但若有虚,不能固摄津液,则是精华外流。

再据舌脉,我认为是虚。气阴两虚,不排除挟湿,中耳炎挟湿非常常见。

我选方李氏清暑益气汤加减(请在医生指导下使用本篇文章涉及的药物和药方)。

患者连服十四剂,症状无缓解。

患者的症状疑湿为主。

我再以甘露消毒丹治疗一周。患者的分泌物稍减少。

我嘱家长每日用艾条对着耳道口悬灸十分钟。

患者第五诊的时候,仅有少量分泌物,出现晕车加重。

我再开清暑益气加味给予服用。

到第七诊的时候,患者耳道基本无分泌物,晕车缓解。

患者再坚守两诊。

从第三诊开始坚持每日艾灸，坚持到第九诊是 2019 年 5 月 27 日，共耗时两月余，治愈四年慢性中耳炎，近日随访无反复。

小朋友家里开五谷鱼粉，后有一老顾客进餐时聊起其女亦患慢性中耳炎半年，亦右耳有浓稠分泌物，便推荐其来找我治疗。

我以同样思路又治愈一例。

治对了，眼球胀痛、视疲劳迅速治愈

2022年的时候，有一位14岁的小姑娘来治疗眼睛。

她在暑假两个多月里，每晚都是12点以后才入睡，六天前一觉睡醒，突然出现左眼球转动时胀痛，先到某医院看病，诊为球后神经炎，说是她才14岁，眼球却像40岁年纪的人了，老化了，他们医院治不了，让到专科医院去看。

小姑娘一整晚没有睡，哭成个泪人。她跟妈妈说，我以后肯定要比你先走了。令人哭笑不得。但也反映了医生说话一定要注意措辞，说重了，很容易吓到病人。

次日，到某专科医院就诊，却被诊为视疲劳而已。给予对症治疗，并处以眼周的点穴按摩，眼眶都按青了，像有好转，又像没有好转。

小姑娘心情低落，转动眼球时还是疼。

在第六天挂到我的号，一早就赶来。

她的父母还告诉我，她的口角都溃烂了半个月。

这是一个跟了我十年的老患者，所以她的体质状态我还是比较清楚的。

患者曾在8月份得过敏性紫癜，经医院用药后，由我再按气阴两虚兼湿热调理而治愈；后又出现反复头晕有花剥苔，仍按气阴两虚兼湿热而治愈；又后出现肢倦乏力、疲劳休息不得缓解，按气阴两虚兼湿热而治愈。

这次来，患者的剥苔虽然好了，但阴虚的底子还在，她的眼胀，跟阴虚生风就有关系，长期熬夜必定气阴两亏，厥阴生风，肝开窍于目，上攻于眼则眼痛。

口角炎，口舌生疮，有一个治疗的专穴——劳宫。

劳宫穴属于手厥阴心包经，可泄风，又可治口角炎，一举两得。

于是我选了左侧劳宫穴，取针扎上。

我一边把脉一边扎针，扎上的瞬间左眼就不痛了。

留针半小时起针，左眼活动完全不痛了。

我又给她开了七剂滋阴清肝药收官。

事后两月随访，眼未再痛。

重舌

自从看见这个病名后,我就一直好奇什么是重舌。人能有两根舌头?

我之所以会浮想联翩,主要是2003年那年在饭馆吃饭时,老板用DVD播了部电影叫《双瞳》,我边吃饭边看,当时觉得这部片是我看过的最好看的恐怖电影了。

也就在那年我上了大学,看到了重舌这个病名。

我当时想,这个重舌会不会跟电影中的双瞳一样,具有什么神奇的超能力吗?

直到2016年的时候,我看了一例舌下腺囊肿。

当时就在想,这不会就是重舌吧?

重舌,名出《灵枢·终始》,又名子舌、重舌风、莲花舌。症见舌下血脉肿胀,状似舌下又生小舌,或红或紫,或连贯而生,状如莲花,饮食难下,言语不清,口流清涎,日久溃腐。多由心脾湿热,复感风邪,邪气相搏,循经上结于舌而成。

2016年,我连治了几例口腔内的腺囊肿,当时我对这个腺囊肿认识还是不够深刻,不过也治好了其中两例。

2020年3月,我又看了一例,这一例就比较像《灵枢·终始》中描述的重舌那样,舌下血脉肿胀,状似舌下又生小舌,或红或紫。

小朋友是一个多月前不小心吃了辣的东西,然后第二天舌底下的血管就肿了起来。

我一瞅就想起来了，这个应该是重舌，我不知道西医怎么诊断这个病。

这个小女孩也是我的老患者了，她是因为其他的原因来找我看病，这次刚好发作了一个舌下的肿块来找我。

平素她脾气暴躁，大便干结，经常打喷嚏，还有其他一些下焦湿热的症状。

经过诊断，我认为是肾阴虚伴有湿热及痰火。

她吃辣引起的多半有痰热。

我开方如下：知柏地黄汤合上温胆汤（请在医生指导下使用本篇文章涉及的药物和药方）去半夏加浙贝青皮等。

患者服药一周，复诊反馈舌下肿物已消，脾气变柔和，大便已能两天一排、成条状，又再调整了处方再巩固一下。

第二章 心系

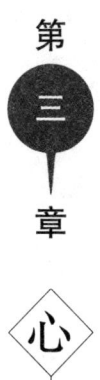

高血压，也是可以调理的

有一位患者，认识有五六年，平时就是偶尔来一次。

2021年4月，这位患者来找我看病，当时是畏寒怕冷来看病。

患者在清明节当日，可能是外出了，出了很多汗，之后吹到了空调，开始出现畏寒怕冷。她给自己艾灸，灸了后，吐出了很多白痰。她就喝芥子茶（芥子茶是药食同源的茶饮，请在医生指导下使用）。芥子茶内含黄芥子、苏子、莱菔子，可化痰。她喝了以后果然就没有白痰了。

之后她除了怕冷、头晕的症状，血压也高了。

她的血压在六七年前就高过，后来好了一点，这大半年又出现反复。

高压（收缩压）大概140mmHg多点，低压（舒张压）是90mmHg~100mmHg。

她感觉浑身无力、肿胀、沉重，脚凉，脸很油，脖子粗。

之前她有过定时发作的头痛畏寒的情况，我给她开了麻杏石甘汤治愈。

我就想，人在受凉之后，血管会收缩，血管一收缩，血压就会高。

所以，是不是可以先祛一下寒呢？她有很明确的受凉病史。

于是我给她开的是麻黄汤合吴茱萸汤（请在医生指导下使用本篇文章涉及的药物和药方），五剂。

4月28日，复诊。

患者早上的血压正常了，晚上就在临界值上下。患者的头变轻松了，白带量变正常了，情绪也稳定了，原来尿频尿不净的情况也没有了。

麻黄汤可调节足太阳膀胱经的气化，没想到把尿频也给调整了。

患者大部分症状有改善。

我又开了香砂六君子，帮她调理脾胃。

我又给她温针灸了一次，取穴合谷、太冲（开四关调肝，也有调血压的作用）、足三里、血海（补气补血）、太溪（补肾调水，引火下行又去多余的水液，共同达到降压的目的）。

患者针灸后，当晚反馈，脖子小了一圈，连颈纹都没有了，原来脚是凉的，现在是热的，腿很轻松，浑身皮肤紧了一圈，精神好很多。

5月12日，三诊。

患者的血压基本上控制在临界范围，尿频好了很多，就是入睡有点难，解溪穴处有点不适。患者原来气短的，现在气也不短了。

看来香砂六君子，补气行滞效果还可以。

又守方，接着再针灸。

5月28日，四诊。

患者的头皮瘙痒，皮肤一直是油光状态。休息不好的时候，血压会有波动，入睡困难。腰骶发胀。舌淡红苔薄腻，脉一直是偏弱。

我还是给她开了香砂六君子，只不过，这次加了桃仁、赤芍，用以凉血活血，加核桃仁补肾，再加酸枣仁、龙眼肉养血摄魂归肝。

6月4日，五诊。

患者的皮头不痒了,腰骶也不胀了,但是睡眠还是没有改善,而且是凌晨三四点会醒。

我仍守香砂六君子,加桃仁、核桃仁,再加龙骨、牡蛎、夜交藤潜阳安魂。

治疗到这里,就告一段落——小孩期末考试,大人也忙,天又热,我的号,又不好挂,患者暂停了治疗。

7月9日,六诊。

患者又头晕了,后脑勺痛,气短乏力,还凌晨会醒,长口腔溃疡。

这时节,天太热了,暑气太重,上火了。

我调整了方子,用柴胡加龙牡汤。

8月13日,七诊。

她这次是带着体检报告来的。

她的头已经不晕了,但转氨酸偏高,幽门螺杆菌阳性,甲状腺结节,子宫颈腺囊肿,左乳腺结节。

在我看来,患者就是痰块、瘀血、湿热,加上正气不足(一直健脾补气以改善气短症状)。

我这次用啥药呢?

去肝经湿热——绵茵陈、柴胡、白芍、黄芩。

去阳明湿热——白花蛇舌草、虎杖。

化痰核——玄参、浙贝、牡蛎。

活血——当归、丹参、乳香、没药。

健脾——黄芪、太子参、白术、茯苓、炙甘草。

患者吃了三天这个方子,出现了一系列症状:手指小关节又痒又痛且呈游走性的,腰痛,胃胀,吃不下饭,口腔还有热感。

我觉得这是好事，痰湿死血，被敲动了，不附着了，应该再接再厉。

我在原方的基础上，再加青蒿（透湿）、泽泻（渗湿）、海藻、昆布（化痰）、厚朴、代赭石（降胃逆）、杜仲、牛膝（壮腰）。

8月30日，九诊。

患者的游走胀痛明显缓解，腰也不痛，但手腕还是凉。睡眠好多了，只是半夜还是会醒，但醒了很快可以睡着。

我觉得她经血不足，又调整了一下方子。

在原方基础上再加养精种玉汤，大补肾水，因为肾主水液，肾水足了，就能排出痰湿。为了大补肾水，我将生地量用至60克。

9月6日，十诊。

患者服了前方后，一分钟就要去上厕所，排出的大便又酸又臭。但是反复的白带黏黄又好转了，原来汗很酸臭的，现在也转正常了。精神非常好，睡眠也改善。

9月13日，十一诊。

患者的血压基本上是正常，低压84mmHg，高压在124mmHg左右。

她血压高了一年，很久没有低于临界值了。

她身上主要是代谢性的问题，尿酸高、转氨酸高。

不管是尿酸高、转氨酸高、血糖高还是血脂高，在我看来，造成各项数值偏高的原因就是身体内垃圾没有排出去。

很多慢性病的背后逻辑，其实都是衰老。

肾的气化衰退了，尿酸、肌酐排不出去。

胰的气化衰退了，血糖降不下来。

脾胃的气化衰退了，血脂就上去了。

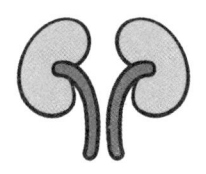

肾：我的气化衰退了，尿酸、肌酐就排不出去。

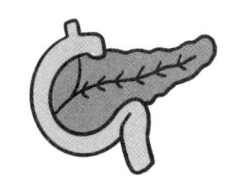

胰：我的气化衰退了，血糖就降不下来。

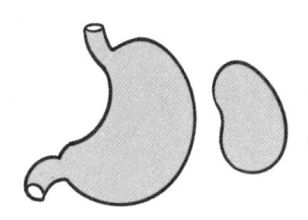

脾胃：我们的气化衰退了，血脂就上去了。

身上垃圾多了，血管弹性差了，路还窄了，你不把血压升起来，这血泵出不去啊。

平时看到体检指数高了，就想着各种促排，限摄入，却不想要去给五脏六腑加一点点动力。

之前碰过一个尿毒症患者，当时就说要透析，后来一直服补肾药加清解药，肌酐水平一直维持在可控范围内，把这个透析时间硬生生往后延迟了十年。

我治过不少妊娠糖尿病患者。女性妊娠糖尿病其实就是怀孕之后，脾气、肾气要分给胎儿，自身就不够用了，自然不够能量去处理糖原，所以血糖会高。我用归脾汤，补脾补血，有能量了，自然身体自己就会处理糖原，血糖很快就降正常了。

我不是说全部代谢性疾病都要用补法，如果身体强壮，可用攻法泻法，把垃圾清掉，自然没问题的。

我前几年遇到过一位女患者，脂肪肝，三高。她是开茶叶店的，说话声音洪亮，气足得很，她坚持喝普洱茶，一喝就喝了一年半，结果三高全好了。（我生活地方的老百姓认为普洱是比较削气刮肠的，我是一点也喝不来这个味儿）

可是一个动不动就气短的人，你一清，他就更累了。

我跟一个内蒙古的患者说，你爱吃肉没错，可是你堵得气都要上不来了，肚子圆滚滚，中焦气全堵着。

你不能再像十八岁那样了，年轻时，吃块石头都给你化掉，我们广东有些地方，把年轻能吃的小伙子，叫化骨龙，就是能吃，啥都能化掉。

四十多岁了，你再像小伙子那样吃，不撑坏才怪呢？

胃这个机器比人家多用了二十年，就是老机器了，就得悠着点用。

不服老不行的。

我说了，很多病的本质，就是年龄大了，不能像年轻时那么用身体。

妻子的姥爷，96岁，暑假我们去看望，老人家喝一瓶奶，就饱了，一天都吃不下东西了，这就是机能衰退，你能按我们的胃口去想老人吗？给做一大锅肘子吃行吗？

肥胖也好，三高也好，之所以会出现，就是因为身体老了。

年头久了，身上总会攒些湿热、痰块、死血，这些可用中药敲掉。

年头久了，机器运行总是会慢一些，这些也可以用中药再给点些润滑油，再修修补补，给点动力。

年头久了，机器的承受力总是要差一些，就尽量少摄入一些东西，让机器少开一会儿，用的时间才能久点。

心前区压榨性疼痛两天

2019年3月6日,初诊。

某女,26岁。

心前区压榨性疼痛两天,持续性刺痛,说话时、步行时,尤其严重。心电图、X线胸片,无异常。

自诉一个月前,被一行人从后背推到踉跄前行,胸口撞至一铁块,当时未有不适。

素有痛经,痛至晕厥,口干,咽干。

体型稍胖。

舌淡红胖嫩齿印苔薄,右弦滑左细微。

我根据她的症状推断如下:

有外伤史——气滞血瘀。

原有痛经——寒瘀。

体稍胖——痰湿。

舌脉——支持气阴两亏。

我开方如下(请在医生指导下使用本篇文章涉及的药物和药方):

黄芪15克,当归10克,党参15克,麦冬20克,五味子10克,竹茹10克,枳壳10克,法半夏10克,茯苓10克,陈皮10克,苍术10克,香附10克,生蒲黄6克,五灵脂6克。

七剂,水煎服,日一剂,早晚分服。

并处温针一次，仅取内关一穴。针后得气酸胀，于针杯上烧艾条。半小时取针，胸口豁然开朗。

内关为治胸痛要穴，有理胸中之气滞作用，常有立竿见影的效果，大家可备揿针，有紧急状况，可贴揿针多次按压，可救急。

2019年5月10日，复诊。

胸口已无刺痛，深呼吸时，偶有隐痛，当时有外感风寒湿感冒，咽痛鼻塞。

我给她再温针一次，取穴内关、膻中、尺泽、阴陵泉。

我给她开的处方为藿香正气散。

内关穴、膻中穴治胸痛。

尺泽穴、阴陵泉穴（太阴经）治寒湿感冒（与处方同一原则）。

效果非常好。

两个月后患者因他病就诊，再问时，已无胸痛。

惊气入心造成孩子说不了话，从心治而愈

2019年7月2日，一位孩子的家长给我说："孩子在20多天前，就突然变得有时说不上来话了，说不上话时孩子就着急，越着急就越说不上来。近来，每天都有说不出话的时候，而且几乎句句都费劲了，看到她光张嘴，说不出话时，我真的是心如刀割。好好的孩子，怎么变成这样了？我不知道该怎么办，该去哪治？应该去哪科？该去看中医还是看西医？还是飞深圳去找您？"

我再问孩子的相关情况，家长告诉我，孩子今年3岁了，应该有受惊过。

以前我看《冷庐医话》的时候，从里面学到的一句，惊气先入心。

没错，这个孩子的病位在心。说不出话，这是心气乱了。因为言为心声。语言是心气在外的表现。心乱了，语言就乱。说不出话，就是有东西卡住了心气的外达。但是心是君主之官，外面有心包保护，所以，应该是心包代心受邪。所以，惊气扰乱的，应该是厥阴心包。

心：我受到惊吓，我的心气乱了。

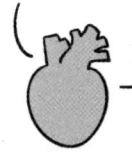

言为心声

语言是心气在外的表现。心乱了，语言就乱。说不出话，就是有东西卡住了心气的外达。

心是君主之官，它外面有心包保护，往往是心包代心受邪。

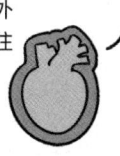

心包：因为我代心受邪，惊气扰乱的是我，把我的邪气清除了，主人就能正常说话了。

我们要治，就要从心包入手，治厥阴，但是治厥阴的时候，都会同名经治疗，于是手厥阴心包要治，足厥阴肝也要治。

选药，一是要入心，一是要入肝。

她是我发热课二期的学员，在外地，我不可能给处方用药，但可以建议使用中成药。

我给推荐了一款中成药，即三公仔七星茶（请在医生指导下使用本篇文章涉及的药物和药方）。

三公仔七星茶之组成如下：

薏米祛湿（气乱后产生的湿邪可走）；山楂、稻芽消食；淡竹叶利尿祛心中邪火（手厥阴）；钩藤、蝉蜕息肝内邪风（足厥阴）。

过了几天，患者的家长回复我：

"今天，孩子说话有所见好，今早到现在只是出现结巴，没有说不出话的症状。

"前晚严重的时候，不光结巴，还总说不出话来，但今早开始结巴也见轻。"

我说，那估计是不用过来了。

不过孩子的家长说，孩子这20多天来是时好时坏，有时好两天，就又严重了。还有时上午好，下午就又变坏。没准儿。要不是孩子爸爸得重感冒了，她就定明天的机票了。

孩子喝了几天药，好像有效，又好像没效。

又过了几天，孩子的家长反馈如下：

"范医生，目前看，我们应该不用去深圳找您了。孩子已经有四天没有出现过说不出话的症状了，现在，只是偶尔有些小结巴，不像以前那样拉长音了。真的太感谢您。"

这个方子，在这个病中是不是神方？

我想说的是，中药的使用，必须要在精于中医理论的医师的指导下使用，只有这样，才能发挥出它的力量，哪怕它是再便宜的药，也有它的价值。

若不然，再名贵的药材，在错误地使用下，很可能就是彼之琼瑶，我之毒药。

不要指望赎罪券。

要畏因，从根上，不损自己元气。

随后两个月，小朋友的症状又反复了，我再判断是湿祛了，但气血两亏，血不养心，又痰阻心包，所以影响表达，以芪脉温胆汤加味（可参考《痰湿一去百病消》中第九章）再调治两月余而愈。

半夜惊声尖叫，用调心补肾的方法治愈

这又是一个奇特的医案。

患者，女，年三十余，体格稍胖。

2019年4月24日，初诊。

五年来，患者每晚子时开始，每间隔约一小时醒一次，伴惊叫长啸而醒，醒后尿意浓烈，伴有悲观、绝望、厌世感，并有两三分钟意识空白，极度疲劳，每晚发作少则三四次，多则五六次，近一年症状加重。

大半夜，本来睡得正香，突然嚎一嗓子，嚎完了，还不记得事儿，这是患者最主要的症状。

患者伴随着的症状有平素胆小易惊，焦虑，口易干，易口腔溃疡，多起夜，大便易干燥，舌红嫩苔薄，脉软。

我实在是不知道怎么下诊断。只好挑个症状。这算不寐吧。但怎么下手治疗？我是真想不出来怎么治。

有口干，大便干燥，这是阴虚的表现。

易口腔溃疡及体型稍胖，这在中焦湿热型的人中比较常见。

起夜多，不一定是肾虚，还可能是气虚下陷。

胆小易惊、焦虑、睡睡醒醒，这是心肾不交的表现。

舌脉以虚型倾向为主，主要看脉，柔软，不徐不疾。

总体来看，气阴两亏、气陷、气滞、有湿热及心肾不交。

言为心声，尖叫是心气外达。惊恐，是肾气不足。肾水不能包纳心火。

胆小易惊、焦虑，睡睡醒醒，是心肾不交的表现。

言为心声，尖叫是心气外达。惊恐，是肾气不足——肾水不能包纳心火。

口干、大便干燥，这是阴虚。

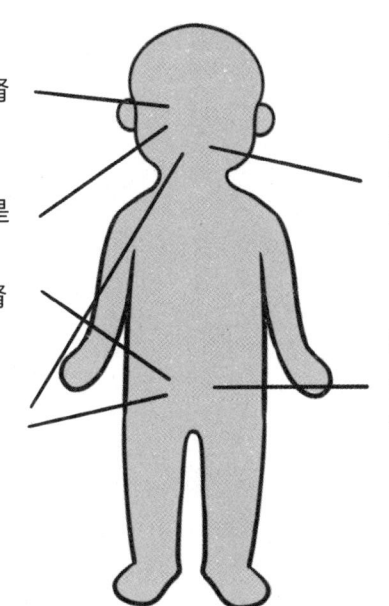

易口腔溃疡及体稍胖，这是中焦湿热。

起夜多，可能是肾虚，也可能是气虚下陷。

交通心肾加上神志异奇——常选二至丸（请在医生指导下使用本篇文章涉及的药物和药方）——女贞子、墨旱莲。

补气阴——选生脉饮——党参、麦冬、五味子，再加石斛。

气陷（尿频）——提气——升麻、葛根。

气滞（焦虑，体格稍胖易有痰，痰易气滞）——肝气不疏常见焦虑——青皮、陈皮（行气后则痰自化，怪病多由痰作祟）。

湿热——口腔溃疡——加味二妙散——黄柏、苍术、泽泻、神曲。

胆小易惊——心血稍不足——当归补血汤——黄芪、当归。

再加补气——白术。

我开出的整个处方如下：

黄芪10克，当归10克，白术10克，炙甘草6克，党参10克，麦冬10克，五味子10克，石斛10克，升麻10克，葛根10克，青皮10克，陈皮10克，苍术10克，黄柏10克，神曲10克，泽泻10克，女贞子10克，墨旱莲10克。

七剂，水煎服，日一剂，早晚分服。

2019 年 5 月 6 日，二诊。

服上面这个方子的时候，每晚尖叫的次数，呈递减状态，到复诊的时候，晚上只有一次尖叫。遇到焦虑的事情时，仍会发作。仍有尿频，口干已缓解。

于是我守方子，按脏躁，再加浮小麦 30 克。

2019 年 5 月 20 日，三诊。

基本上不怎么惊叫了。

2019 年 6 月 26 日，四诊。

患者说本来已经没有半夜尖叫了，只是近期刚好女儿生病，睡眠欠佳，导致病情反复。

我再查看，决定这次以补为主，处以归脾汤加味七剂，静观其变。

当妈的，哪有不为女儿耗心血的，补血就对了。

血足了，可养神，可藏肝，自然能睡好。

第四章 肝胆系

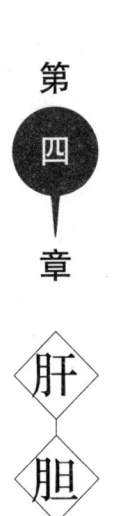

女性常出现肝克（乘）胃这种症，可以用中医调理

2021年8月25日早上，有一个患者就诊时在诊室里吐了。

她是因为嗳气打嗝一个多月来而找我看病的。

其实发病之前她就有别的问题了，牙龈肿痛，这就代表是阳明经有问题了，同时又跟她老公闹了点情绪，这就肝气郁结了，肝气就很容易乘胃（或者说克胃），郁结之后就横逆犯胃，加上本身胃又出现问题（牙龈肿痛是问题在阳明胃经），那就肝木克阳明没跑了，所以就胃胀嗳气了。

在将发未发之时，她又点了个导火索——去吃了一顿椰子鸡，吃完椰子鸡，鸡动肝风之后，肝风克胃，就开始干呕恶心。

她伴随的症状还有入睡困难（胃络入脑，干扰神明之府），一阵烘热的自汗，有气往上冲。就是肝气克胃，从而引起胃气上逆。

同时还有足跟的疼痛。

烘热自汗又足跟疼痛，这一般是什么原因呢？这是肾阴不足不能滋养肝阴，肝气又郁结化火动风，肝风又克胃的一系列的连锁反应。

当时我首先想到调胃，给她用香砂六君子（请在医生指导下使用本篇文章涉及的药物和药方）调胃。

接着给她调肾，给她用女贞子和墨旱莲，这个是二至丸的成分，二至丸可以治疗这种烘热自汗。

然后我再用怀牛膝引肝气下行，还有山萸肉、五味子敛肝气，把肝气往回收。（她曾牙龈肿痛，还考虑到这个问题，敛肝气，让它不要去

克胃，那么胃里面的那种症状就可能缓解。）

我同时还给她开了丹皮、栀子、芜蔚子、桑叶这四个药，这四味药可以清肝热，用来治疗胃中嘈杂，就是好像似饥非饥，似热非热，似酸非酸的那种胃里面不舒服。

2021年8月25日，患者来复诊，她说打嗝嗳气只缓解了一点点，还有气从胃里往上冲，睡觉仍然多梦，头晕，还恶心。

她唯一改善的地方就是脚跟不疼了，这表明补肾气是有用的，足跟不疼了，但是其他的症状改善不明显，这说明她的肝气还在。

为什么还在？她说她最近体重一直往下掉，这次掉了有六七斤吧，体重只有91斤。

她说本来她心态很好的，称完体重之后，就崩溃了。她告诉我她真的很焦虑。

我问为什么那么焦虑？

她说这个跟她的预期不一样，她讲到预期的时候，一瞬间，我的脑子就对接到她的那种思想状态。

我告诉她，世界上很多事情不会按照人的预期来发展。事物本身的发展，不会随着你的想法而发展，一旦这个事情达不到你的预期，你就非常的焦虑，然后你的症状就加重了，这就是肝气郁结。

就围绕"预期"这个词，我给她展开来讲解，说进她心坎里了，我把她说哭了，说到她吐。

我说，你有预期呢？你不仅仅对体重有预期，对家中很多事情也都有预期。是不是你家孩子没有达到你的预期，你就开始发脾气呢？

她说是。

我接着问，比如说你预期七点钟洗碗，但是你儿子吃饭吃到七点半，你是不是很抓狂啊？

她说是。

我继续问，比如说你预期第二天要你老公陪你逛街买衣服，你老公临时有事不能去了，你就会很抓狂，很生气对不对？

她说是。

我说，你觉得他不理解你是吧？人都是这样的。

她具体还因为什么事情而焦虑，因为当时没有及时写下来，现在已经忘了。

我说，人最重要的事情就是被理解，你生气的原因是你背后的要求没有被满足、没有被完成，也就是说你的计划被打乱了，你期许的东西没有被实现，你就很焦虑、很生气对不对？

你不要只是生气，你要把你的要求说出来，你老公听到了你的要求，他知不知心是一回事，起码你把你自己的期许、要求说出来了，一旦被理解了呢，你老公不需要说什么，任何话不需要说，他只要理解你，你觉得被理解了，你的情绪就得到释放了。

其实除了生气之外，你是可以表达的，可以把不满说出来，可以不带着情绪表达，就说事实。比如，儿子啊，我想要在七点洗碗，你现在吃到七点半，妈妈还有接下来的早睡计划被你打乱了，我现在很焦虑。

这类焦虑的人，对时间有非常强烈的紧迫感，总想在特定的时间之内完成一些事情，即预期之内完成，底层的逻辑是接下来可以休息。本质上是耐久能力下降，或者说，是虚了，得补。

人，都存在秩序敏感。

我们都知道小孩子在成长中有秩序敏感期。

小孩觉得鞋要这么摆放，他就要这么摆。如果你不这么摆他就很生气，这就是他的秩序。

小孩子觉得，他吃饭要慢慢吃，边吃边玩，不这么吃，他就生气，这就是他的秩序。

其实秩序敏感，我觉得是伴随人一生的，只不过成年人的表现形式不一样。

小孩子有个全能自恋期。大家都知道，全能自恋就是在婴幼儿时候，因为他啥也动不了，躺在床上，他想喝奶，哭一声，奶就过来了；他想吃饭，哭一声，就有人给他喂口饭；他想换尿不湿，哭一声，有人给他换尿不湿。他觉得整个宇宙都是以他为中心，这个时候他是最和谐的天人合一了，所有人都围着他转，他觉得符合他的天人合一。

但是他长大之后，发现父母不许他干这个不许干那个，秩序敏感开始了。

这个过程，需要一个过渡的过程。过渡得不好，他就会有秩序敏感，然后出现了焦虑、强迫等一系列的症状。

成年之后，秩序敏感还在，只是它以不同的形式表现出来，比如一紧张就咬手指，或者睡觉揪被子、衣摆。

我有时也有强迫，比如早上我总想在8点之前把女儿送进幼儿园，但她总是不情不愿地起床。

吃饭时，我总想保持桌面干净一点，免得一会儿难收拾，但孩子又是抓又是抹。

这就难免起冲突了。

要想有好的生活，就要努力做到天人合一。什么叫天人合一，中医理论里面有两个核心的思想是一定要具备的。

第一个就是辨证论治，辨证论治需要专业的培训。

第二个是整体观念。整体观念有三个主要部分。

第一，人与自然是一个整体；第二，人与社会是一个整体，就是人跟社会不能脱节；第三，人自身是一个整体。

整体观念非常重要，人与自然是一个整体，人必须顺应自然。顺应自然的气候、天气变化，这就是顺应自然。

人与社会是一个整体，就是你与社会必须和谐相处。而家庭社会是最小的单元，若家庭不和谐，就会出现问题，争吵冲突是小事，身体变差才是大问题。

你的期许、你的秩序感和你的强迫症是你的棱角，你儿子的秩序敏感期是你儿子的棱角，你们两个人的棱角就在碰撞，现在你压过你的孩子，他年纪小无法反抗，等他长大了就会压他的下一代。

反观你自己，也许小时候你的秩序常被打乱，预期没有被满足，就形成了易怒的性格。

所以你整个人就很焦虑，你要求家里所有东西都要井井有条，你要这个要满足你的要求，那个要达到你的标准，所有达不到你的标准的事情，你就会很生气，很焦虑。

我这样说下来之后，她似乎是被我触碰到思想的深处，开始在那里哭。

我说，你哭吧，把情绪释放出来。

人需要被理解，你把你背后要求说出来之后，你会觉得自己的情绪释放了，你被理解了。

当你被理解的那一刻，就是与社会的融合，这就是符合天人合一，也顺应了自然，就不再是冲突，不是逆，而是顺。

你的情绪得到释放，你的肝气就得到舒张了。

她听了之后就在那里哭。

我后面一句话没说，只是让她自由地哭，尽情地哭。她哭啊哭，肝气开始动了，然后对着垃圾桶干呕，一声一声像牛蛙一样干呕，很大声，这个声音可以说震天响，她一直干呕了大概有五分钟。

干呕是很难受的，干呕就会大口地呼吸，这时候，会出现一个症状——过度通气综合征。电视剧中常出现这样的场景：一个人坐在飞机里面，焦虑紧张，手脚发麻，空姐会给他一个大信封，让他对着信封哈气。

对着信封哈气，就把这个二氧化碳保留下来，你继续吸入二氧化碳让你镇静，症状就会改善。

过度通气会引起呼吸性碱中毒，这个时候会出现心悸、心跳加快、出汗、头晕眼花、肢体发麻等症状，严重时甚至会晕厥抽搐。

这位患者就是肝气动了引起干呕，干呕之后，又引发了过度通气综合征。

过度通气综合征一定会对人产生不好的影响吗？

也不完全。

待她情绪平稳下来之后，她就会有一种类似醉氧的感觉，但没有到醉氧那种程度，氧气恢复供应了之后，她就会觉得全身放松，有一种欣快的感觉。

这种操作方式叫阴式呼吸。

从过度通气到恢复供氧的过程中，阴式呼吸其实是对身体，特别是一些神经系统，产生了一种调节，让人产生一种身心愉悦的感觉。

想象一下，过度通气之后，肢体发麻又发凉，然后慢慢恢复正常通气，手脚转暖，全身软绵绵又暖洋洋，那一瞬间你觉得身体如同更新换代一样，精神好了百倍。

所以，患者干呕完情绪平稳之后，便躺在治疗床上休息。

整个过程就是这样，我也没有说什么。但是这次我给她调了方子，就用四逆散和香砂六君子，疏肝的作用要加强，前面清肝火、滋肝阴、敛肝气，有点隔山打牛，这次就直接疏肝解郁更好。

我对她说完这一通话之后，再把它写成文章，让她回去再看一遍，以便她更加理解这个病情，这就是我所要达到的目的。把病理和患者说清楚，也能起到一个很好的疏肝解郁的作用。

讲到期许的时候，很多患者也对我充满期许，问我病什么时候好，多久能好？要吃多久药？

他就对事物有要求，如果我不能满足他，他就会很焦虑。

我偏偏不能满足，因为事物的发展，身体的康复是有它自身的规律所在。

我又想到我以前有一个患者，看了一年后才好一点。

她就是没有一点气，怎么没有气呢？

这位患者 30 多岁，每次来找我就像大病一场，或者说气耗尽的一样，走路有气无力，像是只有呼出的气没进的气一样，病还没有看，就先趴桌上干呕，嗳气，一长串的气，就像牛蛙一样，那个声音真是，整层楼都能听到。

她全身乏力二十多年，没有办法长时间站立，站半个小时就会全身酸软无力，呼吸困难，还非常怕冷。

她最主要的症状就是干呕、嗳气。从 2020 年 7 月 15 日开始在我这里治疗，其实治疗到中间，我都已经想放弃了，因为她这病太难治疗了，每次来就是唉声叹气的："唉，还是这样。"

她一坐到我的诊室里面啥也不说，先叹口气，一副很绝望的样子。情绪会传染的，治疗效果又不理想，我就很烦躁。

有好几次我和她说，你找其他人看吧，我看不了。

我为什么不想给她治疗了呢？因为她情绪的问题，不是医生能解决的。

这是心理问题，我告诉她这是肝气郁结。她不承认。（我不是推托，有些问题，不是医疗能解决的。）

但是后面我还是用疏肝解郁的方法，给她缓解了这个症状。她最近是越来越好了。

人身上有一个很奇怪的现象，就是你对事物的看法，会影响你的身体。

其实有这种症状的女人特别常见。据我了解，这种症状在潮汕的女

第四章　肝胆系

人中很常见，这两位女患者都是潮汕人。我不是有地域歧视，我本身出生就是在汕尾地区，我不是黑我们自己地方的人，但这里确实是大男子主义盛行的地方，女人受气的地方就多。

照说现在社会的发展，大家已经是文明人了，比以前好多了。

这位女患者嫁的老公没有大男子主义，家庭很和谐，但她为什么还有这些症状呢？

即使她老公不让她受气，她童年成长里的，二三十年前的男人，大男子主义比现在更盛。

如果她小时候的家庭有这样的情况，她现在才发作，也是可能的。

童年的阴影，会对她往后的人生造成很多困难，包括她的夫妻关系。

你在以前的家庭受过这些气，你对抗不过你的父辈，现在你可以向弱者释放，或者向关爱你的人释放。

你生气一定是因为有要求没有被满足。没有被满足，你可以不用生气，可以把你的要求说出来，你必须去沟通。

沟通就是天人合一，就是跟社会融合，就自己最小的社会单元里面融合，先把自己家里人融合起来。

把家里人融合好了之后，很多病就好了，家庭关系也和谐了。

我现在讲的看起来是很轻巧的一件事情，但是你想我生活在一个大男子主义的家庭氛围或社会环境里，我成长在这样一个耳濡目染环境里面，我也会大男子主义的。

但我也做了一些改变，我之所以能做这么多的改变，就是因为我妻子会沟通，有什么不满，都会郑重跟我说，摆事实讲道理。一次我不听，十次百次，总不能不听。不对的事情，我不会硬杠。

我并不是自夸自己多伟大，但是我发现，你要去认识到自己的问题，再做出改善，生活立马不同了，我现在就愿待在家里，家里是最舒服的地方。

我小时候就常想，长大后，绝对不要成为我父亲那样脾气暴躁的人。但事实上，我脾气也非常暴躁，可又因为自小有这个念头，才让我愿意做出改变。

尽量去改，但是有时候，惯性的力量是非常大的，贯穿人一辈子，改起来非常吃力，童年的惯性实在太大，需要强大的心理力量支撑。

再讲一个例子，还有一个小姑娘也是这种问题。

这个女孩子的胃病有两年的时间了，烧心、反酸水。她还经常做噩梦，肩膀还痛，眼睛有异物感，喉咙也有异物感，怕热。我给她用了桑叶、丹皮、栀子、茺蔚子和牛肉味二至丸①（牛膝、黄肉、五味子、女贞子、旱莲草）。

她的病一点点地好了，但是她这个噩梦，就很难治疗。

她一直做噩梦，这个梦总是重复显现。她在梦里每天都走过一个地方，路上总是有坟地，有时候还能梦见她一个过世的朋友——她那个朋友过世之前，躺在病床上。她跟男朋友两个人一起去看望过她，后来就一直会梦到自己站在窗外看望这个朋友。

恐极生怒，怒极生风，这个恐惧转化之后变成了肝火，而且一直做梦很消耗肝血，因为晚上睡觉之后血要归肝，肝血足了才能养这个魂。如果肝血不足，就无法养魂，梦境就会到处飞。

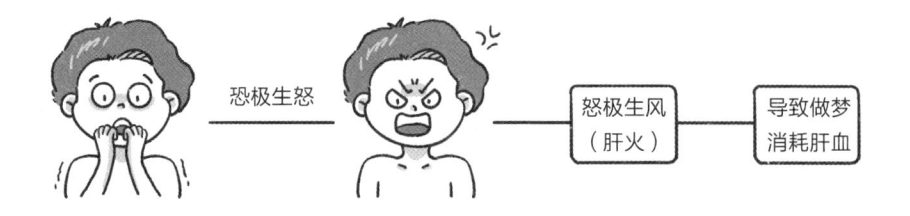

---

① 牛肉味二至丸是作者命名的方子，主药为怀牛膝、山萸肉、五味子、女贞子、旱莲草、青盐。

后期我给她加强了养肝血的药，比如说五味子、酸枣仁、龙眼肉、何首乌、女贞子、桑椹这些养肝血的药。这些药都具备滋肾阴的作用。

最近她还是梦到走在那条路上，但是路上的坟地已经不见了，然后还梦到蛇，以前看到蛇会很害怕，现在在梦里面已经可以拿着刀跟蛇搏斗了。这代表她有勇气了，恢复了勇气，不再恐惧了。(乙癸同源，就是肝肾同调，补肝就补到肾了，肾气足了，胆量就会上来。)

在这中间，我让她睡觉时在枕头底下放桃树枝，桃树枝是阳性的，能驱赶阴邪，噩梦属于阴邪。

她的症状就改善得越来越好了，现在，做梦也不害怕了。

这三个患者是三种情况，但她们都有胃中嘈杂，又有反胃，又有嗳气的症状。

而且她们的基本病机是一致的，就是同样是胃的问题，但也都是因为肝的克制，可这肝的克制怎么来的？

有些是因为恐惧害怕来的；有些是因为小时候的焦虑造成的，那种期许没有被满足；有些就是家庭关系可能不太和谐——夫妻关系不和谐，或者说跟婆婆关系不和谐，或者和家庭的其他成员不和谐，而导致肝气郁结造成的。

肝气一旦过度克制胃，胃不能吃东西，你的气就被消耗掉，就是你不能再化生气血，中间不能产生气血，不能生气血，你就全身乏力，出现一系列继发症状。

你把肝调好了，脾胃功能恢复正常，就能正常吃饭，你的气就能恢复，后面的问题也就没有了。

肝气郁结，除了治疗，也要学会放宽心

我平常喜欢读医案，有时读到好案，常常击节而叹，也会让妻子跟我一起再读一遍。

温习《外证医案汇编》又看到两个案子，忍不住跟大家再分享一次。

琴川东乡周姓农妇（常熟市琴川东乡有一个姓周的农家妇人）早寡无嗣（还没来得及怀孕，丈夫就死了）。有田面四亩（所谓田面，就是有租赁合约的田，叫田面，只有使用权，没有产权。有产权的田，叫田底），夫兄争之不休（你看吧，大伯，天天吵着，你一个女人家，要这么田干嘛，不如让我来耕田，我来交租），忧郁而成胁脘痛（一个女人家，夫早亡，膝下无子，在封建社会，无依无靠，成天被欺负，无人帮忙，闹心，吃不好，睡不好，久而久之，气得肝痛又胃痛），项侧两傍起核坚硬（而且脖子两边就长了肿块，这大多是甲状腺的结节或肿瘤了，也可能是淋巴结肿大或淋巴癌），就诊于余（来找余听鸿大夫看病）。

曰（余听鸿大夫说）：忧愁气闭不行，思则气结，忿怒则肝火上犯（就是气的，气得肝火大，又没有人可以给你开解，这火就憋在里面了）。久则失荣马刀（久而久之，这脖子就得烂了），成后不治矣（这癌要是长成了，就没得救了）。幸经水极少未绝，犹可挽回（万幸，你还能来月经，有月经，就表示你还有点血气，有血气，就还有一线生机）。余劝其将田面让于夫兄，勿因此多累也。纺织亦可度日（我劝你

啊，还是不要再计较这几亩田面了，就给你大伯吧，要不然，成天吵吵，闹不闹心，而且你也耕不了地啊，没了田面，也不用愁到时候怎么交租，你就算当二房东，转租给别人耕，不也得劳心劳力吗？就不要受累了。一个女人家，就在家给人补补衣服，也能度日）。

惜贫病相连，无资服药。（患者听是听进劝了，可惜没有钱吃药）

余劝伊无事行坐，静心休养，以解愁绪，而绝忿争之念，使肝气条达，虚火不升，而可苟延岁月。（让她静心，打打坐，不要再想这些杂七杂八的，打坐最省钱了，一毛钱不花）

以鲜芋艿切片，晒干二斤，川贝母二两，姜半夏三两，共为细末。（这芋头，也要不了几个钱，晒干两斤芋头，再买一点川贝和姜半夏，一起磨成粉。芋头治疗甲状腺结节，这可是自古就有的经验啊，只不过当时不叫甲状腺结节而已）

用淡海藻二两，昆布三两，煎汁泛丸。（又用海藻和昆布，煮了水，跟上面的药粉和到一起，和面一样，和均匀，再搓成丸子，方便服用）

临卧用雪羹汤（淡海蜇三钱，大荸荠五枚）。（又用海蜇、马蹄果煮水，送服这个药丸）

煎汁送下三钱。（每天吃9克药丸）

再用归脾汤原方，倍木香，加柴胡、白芍。三天服一剂。（每隔三天，就吃一剂汤药，这个汤药，就是归脾汤，加重木香理气，又加柴胡、白芍来疏肝）

以上方案，是余听鸿大夫想到的最优化的最便宜的方案了，主要作用就是芋头，省钱，治大病。

经三月余，项块消软，胁痛止，信水依时，诸恙霍然。

若不劝其让产怡养心情终日扰攘不休，未必不死于郁症也。

（余听鸿大夫花了三个多月，终于把这个病给治好了，如果余听鸿

大夫不劝她放弃跟大伯争田面，继续吵吵下去，估计未必不会郁郁而终啊，放过别人，有时候确实是放过自己）

再讲一个有意思的医案。

横泾有王姓妇（苏州市吴中区横泾街道有一个姓王的女人），因其夫私有外遇，不顾家事，有儿女各一，男六岁，女三岁。（她老公在外面搞外遇，家里什么也有不顾。这家里还有一个6岁的儿子，3岁的女儿）

夫妻反目，吵扰不休。（搞外遇，怎么可能不吵架？吵一次，就手麻头晕缺氧一次，还伤心，这个时代，娘家不好回，还拖着两个孩子，真是可怜）

气郁日久，左项坚硬，脘痞胁痛，呕吐腹痛，经阻三月。（这气得久了，脖子就硬了，肯定是长东西了，不知是甲状腺结节还是肿瘤，胃也胀了，肋巴条还胀痛，严重时气到吐，还肚子痛，甚至月经都缩回去了，三个月都不来）

医皆疑为妊，后就余诊之。（有些大夫，只看到月经不来，就认为是怀孕，但是没什么用，后面就找余听鸿大夫看了）

按脉坚硬而啬，面色青黯无华，岂有妊娠之理。（余听鸿大夫一把脉，这脉又硬又涩，面色铁青，肯定是肝气郁结得不行，不是怀孕）

后其细述家事，气血久郁，防延变内热咳嗽，不能治矣。（这一坐下，多唠了两句，心情还能好一点，这光是话疗也不够啊，余听鸿大夫说，你这个气郁久了，血也瘀结了，久了郁而生内热，攻肺就会咳嗽咯血，到时候就治不了了）

问其夫偕来否？（这都唠半个点了，家长里短的都快唠完了，你丈夫咋还没来呢）

曰：在寺前买物，使之先来，停刻即至也。（她说，丈夫去前面买东西了，让我先来，一会就到）

其夫来寓。（等她丈夫到了）

余曰：症由郁怒伤肝，非妊娠，干血劳难治矣。（余听鸿大夫就说，你老婆这点事，全是让你给气的，根本就不是怀孕，这气要不给捋顺了，变成干血劳，肝硬化什么的，那就没得救了）

察其夫面色略变，徬徨之状，尚有不忍之心。（余听鸿大夫一边怼这个负心汉，一边看他脸色，见怼完后，有点后怕失神。算你有点良心，我就帮你一把吧）

余曰：若能依我三事，尚可挽回。若不能依，延他医治之。（余听鸿大夫接着说，你要是能按我的方法了，你老婆还有得救，要是做不到，就另请高明吧）

其夫问故。（她丈夫忙问怎么做）

余曰（余听鸿大夫说）：一要三月不能出外，在家代其劳。（第一，你老实在家待三个月不能出门，家务就你包了，什么洗衣做饭，洗碗等，包圆了）

二要顺其性，倘有加怒，不可违拗。（第二，顺着你老婆，要顺毛捋，不要跟她犟）

三要殷勤服侍汤药，调理饮食寒暖。（第三，你要亲自煲汤药，送到她跟前喂她，药不能太凉，不能太热，要刚刚好。饭菜你也准备，不能太热，不能太凉）

如能依此，一方可痊。（如果能做到这些，一个方子就能治好）

其夫一一遵之。（她丈夫很听话，真是做到了）

早服归脾丸三钱，晚服逍遥丸三钱。（早上吃9克归脾丸，晚上吃9克逍遥丸）

再用归芍六君汤加二陈、香附、柴胡。（开了张归芍六君汤加二陈、香附、柴胡，就是要疏肝理气）

一月服十剂。（这个药不用天天喝，三天喝一剂就可以了）

用海蜇、紫菜等作羹食。（平时多吃海蜇、紫菜）

调理三月余，项间肿硬已消，月事以时下，夫妻反好如初。（调理了三个月，脖子上的肿块就消了，月经也正常了，而且夫妻也和好了）

后偕至余寓，拟一膏方。（看到好了，就开了个膏方，慢慢善后巩固）

余见之欣喜。

所以为医者，团人骨肉，口边功德，不可不积也。（总之，医者说话还是要谨慎，有些病人心里是装不下负能量的话，说多一句，压得人喘不过气的）

若七情郁症，不顺其性，十难愈一二耳。（这些由情志引起的病，大多都要顺着来，要不然，难治，治好了当下，回去又纠结病了）

两个案子读下来，什么感觉？

第一个案子，患者确实是吃了亏，田面没了，但是吃亏之后呢？没有事儿在心里纠结了，等于放过了自己了，能睡好，吃好，心底无事天地宽。

第二个案子，这个不负责任的男人只能说还有点良心，在那个年代，女人能怎么办？特别是生了两个娃的女人，你不可能外出找工作养孩子吧？所以只能选择原谅男人啊，放了他，等了放过了自己，况且，起码这个男的当了三个多月的好丈夫，哪怕是演的，也让人消了气，只能说在那个时代，算不错了。

内伤病，第一大元凶是情志失调，想不开，想不通，无论古今，都是这个，生气生气，气到脖子硬。

能从情绪之中抽离出来，那就是一念天堂。

不期望，自然就不会失望。

该放弃的时候，就要放弃。

为难别人，有时候就是为难自己。

注：失荣是岩肿发于颈部及耳之前后，因岩肿晚期气血亏乏，运行阻滞，出现面容憔悴，形体消瘦，状如树木失去荣华，枝叶焦黄发枯而命名。

孩子也会肝气郁结

自古多情伤离别。

多情，应该是情感丰富，常将情绪溢于形外。

我这里只是讲讲普通的离别。

有一次，六六爷爷生日，我带着她回了趟老家。过完生日，在回深圳的车上，六六就哭了。我们赶紧安慰几句，说以后想爷爷奶奶了，车子一开就回来了。

六六这是轻的伤离别。

最近治了例比较重的伤离别。患者是个小男孩，大概七八岁，春节期间在舅舅家过年，过完年一回到深圳，情绪就崩了。

他一想到已经离开舅舅家了就哭，一直哭到了晚上，出现了气短的情况，总是觉得吸不进气，难受到睡不着。

我摸了一下脉，是弦的，这是肝气郁结。

> 不只是成人会肝气郁结，小孩子一样也会肝气郁结。

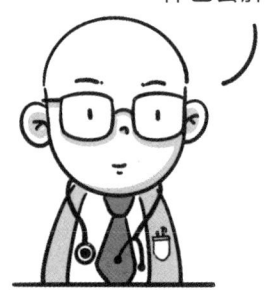

这小孩就是多情之人，并不是只有成人才能伤春悲秋。

我给他开了四逆散（请在医生指导下使用本篇文章涉及的药物和药方）加味。

柴胡 10 克，白芍 10 克，枳壳 10 克，炙甘草 6 克。（四逆散）

香橼 10 克，佛手 10 克，玫瑰花 6 克。（加强疏肝）

太子参 10 克。（补气）

七剂，水煎服，每日一剂，早晚分服。

七天之后复诊，不再气短了，只有情绪还没有恢复到最初，想到舅舅仍会哭，只是没有哭得那么厉害了。

有人问，这是抑郁症，还是感统失调？

我说，不管是啥，反正中医能治。这从脉看，就是肝气郁结，开点药疏肝就好了。

因为结果已经出来了，好转了。

所以结果就是导向，这个孩子就是肝气郁结。

抽动症往往需要补肝肾

2019年6月,我接诊了一女孩,4岁多。

近四年来,孩子天天晚上尖叫,没理由的啸叫。来就诊时,她都能歇斯底里似的叫几声。

这不是她能自控的。她是发声型的抽动症。

女孩脾气暴躁,易怒,夜间盗汗。

她入睡困难,入睡后也睡不安稳,翻来覆去,还磨牙,大便也黏,还时不时腹痛。

为什么说她是抽动症?她确实有频繁眨眼的表现,也有局部肢体的不自主的抽动。

到我写这篇文章为止,一共看了大概22诊,历时近10个月。

从第一诊开始,我以六味地黄汤(请在医生指导下使用本篇文章涉及的药物和药方)滋肾阴、温胆汤化痰热,再加清心疏肝之品。

她服用之后,尖叫频率开始下降,尖叫的时间变短,睡眠也有所改善,脾气也变好。期间有因吃煎饼等食积,引起发烧,让吃保和丸解决。

整个过程,还有因疲劳乏力,以归脾汤等补气血。大体一半补,一半清。

女孩尖叫慢慢地由降为一周一两次,后面变成了一个月一两次。

第三诊的时候,患者的家长才告诉我,她有一个强迫症状,就是撕纸,眼前有纸就必撕,若是不让撕她就发脾气。每天多时可以撕十几包纸巾。

我也是很敬佩家长的耐心，别人家 4 岁多的孩子都上幼儿园了，可家长不敢把自己的孩子送到幼儿园，怕别的小朋友歧视她。家长这样做是对的，先照顾孩子的身体，在治疗过程中，慢慢降低她撕纸的欲望，减为一天撕几包，直到她可以克制。

到了春节前，家长又跟我提到一个症状，说小孩从小走路就容易摔跤，脑袋都碰过好多次，会不会有影响？

家长又问，是不是小脑发育不全，导致平衡感差？

我说，有可能。脑是髓海，肾主骨生髓，想脑子好必须要补肾，我是这么理解的。

无论是无形的脑力，还是有形的脑子体积重量，只要补肾，都有可能修复的。

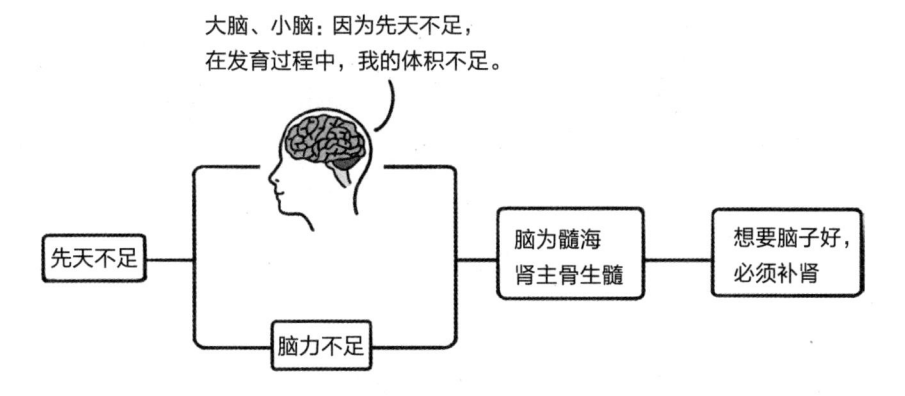

大脑、小脑：因为先天不足，在发育过程中，我的体积不足。

先天不足 — 脑力不足 — 脑为髓海 肾主骨生髓 — 想要脑子好，必须补肾

最典型的就是中风或者脑萎缩，都有中医治愈的文献记载。也就是说，中医可治疗一部分后天造成的脑损伤与退化。以前我也在中风后遗症患者身上用过地黄饮子，以修复大脑，那么能不能治疗一些先天的问题呢？

我抱着这个想法，给小孩开了以地黄饮子为主的方子，将其熬成膏

方，两个月的量，方便服用。

2020年4月1日来复诊，患者有三个变化，一是已两个月未再尖叫，二是不再撕纸情绪可控，三是没再摔跤。

我说脑力可以向前发展，也能向后退化，必须要巩固几年，免得以后上小学脑力劳动强度一大，出现反复。

我哪怕从医已有十多年，仍然会被这种疗效所惊讶。

尽管她花了10个月的时间来治疗，但对于需要填补的患者，有时见不到什么明显的效果。

慢性虚损病想要做到"一剂知，两剂已"，做到如鼓应桴，那简直就是开玩笑。

正所谓王道无近功，该慢慢磨，还得继续慢慢磨。

用疏肝的方法治愈了肚子里像有东西在蠕动

2018 年 7 月 27 日，接了一个患者。患者平躺时肚脐的皮肤会鼓起来蠕动，就像是胎动一样。放完屁后，稍缓解。静止的时候，蠕动又变得明显。

患者的舌淡红嫩，苔薄白，脉弦。

看这个蠕动问题的时候，是有一个前奏的。患者在 2018 年 4 月曾因左侧头部发紧三个月来就诊。当时是患者产后一年半，仍在哺乳期，当时身体颤抖，指尖发麻，半夜会突然四肢无力。当时是有芤脉的（芤是血亏）。我给患者开了清肝养血的方子，共服药 28 剂而愈。

又隔两个月来看腹部蠕动。

脉象已不同，芤脉已变，现为弦脉。

原是血亏，已补上一部分，但是有肝郁。所以，我立的原则是疏肝。

肝郁会化风，而风在肚子里窜的时候，就会出现胎动样表现，风可以从胃肠疏泄（肝克胃），表现为打嗝嗳气或放屁，所以放屁能泄一部分肝气，这个我在临床上看过非常多，一般养血息风即有效。

但这个因为前面已养血 28 天，这次就仅以疏肝为治则。

诊断：积聚。

柴胡（请在医生指导下使用本篇文章涉及的药物和药方）10 克，白芍 10 克，枳壳 5 克，青皮 5 克，炙甘草 6 克。

五剂，水煎服，日一剂，早晚分服。

温针一次，选四关穴①。

开四关穴，是我常用的疏肝配穴，息风的效果常出人意料之外，大道至简。

2018年8月3日，复诊

患者脐部蠕动的症状明显缓解，并且排气现象明显增加（不停放屁以达疏泄肝气的目的）。

于是再守方四逆散七剂。

再温针开四关穴一次，加针中脘穴。

一年后随访，未再复发。

患者身体瘦弱，面色萎黄无华，面有焦的表现，皱纹已明显，这是气血已亏。

我当时建议她停止哺乳，母亲身体好，才能更好地陪孩子，不能光顾眼前孩子舍不得，要看长远点。

后来我给开了一剂收奶的汤药，就回奶了。

---

① 四关穴是四个穴位，分别是两个合谷穴和两个太冲穴。

肝阴不足，肝阳虚性亢盛引起了头痛

某女，46岁。

这是一位看了多年的老患者。

2016年来门诊找我看的时候，是因为带小孩导致睡眠不好，半夜容易醒，见风头痛，经前头痛加重，月经先期有耳鸣、鼻塞、咽部多痰、手脚冰凉等问题。

这四年中，头两年，我给她用的是温经汤（请在医生指导下使用本篇文章涉及的药物和药方）、吴茱萸汤、甘露消毒丹、乌梅丸等加减治疗，也没有连续吃药，有症状就来看，断断续续的，头痛其实已经好了很多，尤其是用了乌梅丸后。

患者以前一吹风就会头痛，现在已经没有这个问题。

患者还有鼻塞这个问题，左侧卧的时候左侧鼻塞，右侧卧的时候右侧鼻塞，这表明阳明经有湿热，吃甘露消毒丹后，鼻塞症状也好了，咽部的痰也没有了。

但患者的睡眠问题是一直没有解决，半夜还是容易醒。当时用过乌梅丸，连梅汤之类的加减治疗，每次来都能好转，但是仍然会反复。

我的治疗方法基本上就是患者有湿的时候去湿，气血不足的时候补气血，寒热错杂的时候，用连梅汤。

2017年年底，我给她开的是归脾汤加味。

中间因为我换了地方上班，患者两年没再找我。

2020年4月中旬，患者因为头痛来找我，主诉仍是月经前头痛。

我们来看一下她这次的症状。

2020年4月15日一诊。

患者经前头痛，且经行不畅，淋漓不净，伴有入睡困难，易醒，易怒，耳鸣，畏寒，又畏热，疲劳，舌淡嫩苔薄，脉紧数。

这次一开始我并没去追溯头痛的起因，因为患者这三四年来都有看头痛，之前用药也能缓解。

患者虽然月经前头痛，但如果平时劳累，头痛也是会发作，同时伴有月经不顺畅，如会出现肚子不舒服、胀坠，淋漓不尽，平时还是有入睡困难，容易醒，容易发脾气等症状，最近还出现耳鸣了。

你说她怕冷吧，她也怕热，所以这是典型的寒热错杂、气血亏虚的表现。

为什么要看患者以前的病史呢？甚至要看患者几年的病史。

就像看文章，不能断章取义，一个人的病史，不仅包括她有哪些基础问题，体质如何，是虚为主（或者湿为主，或者其他的为主的情况），还有她曾做过哪些检查，吃过哪些药，哪些药对她有效，哪些药对她无效，这些都是开方的依据。

头痛虽是在经前发作，但不能简单地理解为需要疏肝，此时如果用柴胡疏肝类的方子，可能无效，可能症状缓解之后还是会反复。

这次我用了甘麦大枣汤、酸枣仁汤和归脾汤的合方。

浮小麦15克，炙甘草6克，红枣15克，酸枣仁10克，知母3克，川芎6克，黄芪6克，当归6克，党参6克，茯苓6克，白术6克，龙眼肉6克，木香3克，远志3克。

七剂，水煎服，日一剂，早晚分服。

从她四年的病史来看，我们可以知道她的大概情况，从而判断出她的经前头痛，属于气血亏虚、肝血不足，且肝阴不足。肝血不足、肝阴不足，肝阳就会虚性亢盛，沿经络上至头顶就会导致头痛。它表面上是肝阳，但实际上是虚火，是因为阴血不足导致的虚性火旺。她的根底还是虚，还是要以补为主，少佐少量透肝热的药物即可。

按理说平时我治疗入睡困难，归脾汤已经很好用了，但是为什么又加酸枣仁汤，还有甘麦大枣汤呢？

这个经验是偶然所得的。有一位患者说她偏头痛 20 多年，也是月经之前的头痛，吃过很多中药也没有治好，后来偶然吃了静夜思，吃完之后，她的头痛再也没有出现过。静夜思的主要成分就是甘麦大枣汤合上酸枣仁、桑叶、牡蛎、栀子、淡豆豉。静夜思虽不是酸枣仁汤，但与酸枣仁汤治病原理是一样的，酸枣仁汤是用知母除烦，我是用桑叶、牡蛎来清肝。

一般怕冷又怕热的患者，我都要从养肝去考虑治疗。

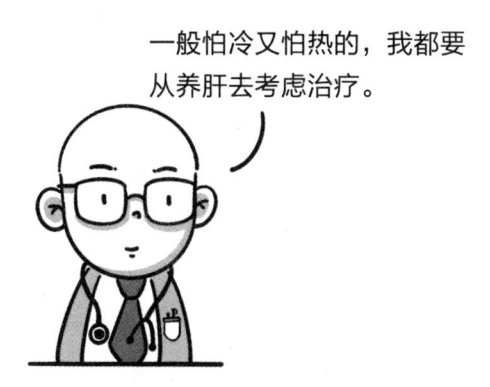

> 一般怕冷又怕热的，我都要从养肝去考虑治疗。

归脾汤主要是从脾去补心肝之血。但如果有肝旺的情况，用甘麦大枣合酸枣仁汤是比较适合的。这次清肝法，主要是从她脉象上来判断的。

她的脉象是紧数。紧主寒，数主热。紧的情况下又有数，说明还是有点热，但这个热肯定是个虚火，是肝阴不足所致，用酸枣仁汤，里面的知母能够除烦热。只要没有肝火，肝阳化的内风不再往上冲头部的话，她的头就不会痛。

甘麦大枣汤中，浮小麦味甘性凉，主要是清心火，实则泻其子。木生火，心为肝之子。木之火可以通过心来泻。合上酸枣仁汤之后，心、肝两个火就去掉了，不仅能去虚火，实火也能去掉一些，这个药其实是比较平和的，也不是特别的寒凉，而且还能起到"实则泻其子"的作用。

归脾汤中有酸枣仁，所以不仅能补脾血，还能养肝血。

另外，土虚就会木摇，脾虚导致肝风内动也很常见，所以归脾汤起的主要作用是"实土定木"。

我们再来分析一下"易怒"这个常见的症状。

虚火和实火都能造成易怒，虚火主要是肝血不足，虚性火旺；实火就是肝火偏旺盛。

肝血虚造成的易怒有个特点：就是他不想说话，只想静静地待着，你不要走到我跟前来惹我，不要跟我讲话，一讲话我就很烦，就想发脾气。但是，发脾气的时间不会很长，别人走开就好，一下子就过去了，因为是虚证，很难保持持续性，所以哪怕他发脾气，也没办法持续长久的发脾气，这一般就是因为肝血虚。虚证的应该补，适合用归脾汤。如果你单用了清肝的药，如我开发的青果膏，就会加重怕冷。

肝实火旺造成的易怒特点是：即使你不惹我，我也要发脾气，一点就炸，炸的时间可以持续很长，絮絮叨叨，说不完的话，也容易迁怒到别人，是迁怒，别人惹得我，但我也不放过我身边的任何一个人，我还想砸东西，打人。实证的应该泻，适合用青果膏。

这两种情况是不一样的，一个是实证，一个是虚证。

这个患者原先睡觉入睡困难有燥热感，肯定有虚火在那里，所以酸枣仁汤是很好用的。酸枣仁汤主治由肝阴不足导致的虚火，但虚火也是火，甘麦大枣汤可清，又不会过度地清。

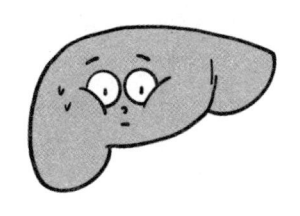

肝：当我肝血虚的时候，也会造成主人易怒。可是这种情况造成的易怒有个特点，就是别人不要到主人跟前惹他。他不想说话，只想静静地待着。一讲话他就很烦，就想发脾气。但是他发脾气的时间不会很长，别人走开就好。

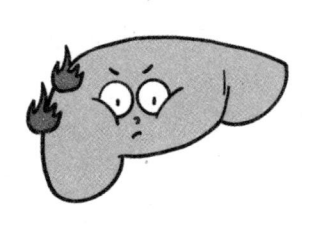

肝：如果我实火旺，主人也会易怒。这种情况下，别人不惹主人，他也要发脾气，一点就炸，炸的时间可以持续很长，絮絮叨叨，说不完的话。他也容易迁怒到别人。他还想砸东西，打人。

甘麦大枣汤和归脾汤是两种不一样的方向，但是两种不同的症状也可以同时存在在一个人身上。因为她感觉很累，疲劳一般都是有虚证，而且舌苔也是淡嫩的，加上之前的病史，可以看出两个方子对应的症状都有出现，所以我用了合方。

2020 年 4 月 24 日二诊。

患者未见头痛，入睡前燥热感已无，可正常入睡。但仍易醒，仍有耳鸣，舌淡嫩苔薄，脉紧数。

处方：上方去知母加肉苁蓉 6 克，巴戟天 3 克，仙灵脾 6 克，肉桂 3 克。

七剂，水煎服。

她 4 月 15 日一诊吃完药之后，头马上就不痛，燥热感也没有了，但还是容易醒。不过易醒已经好多年了，也没有那么快能好。

为什么要讲精力呢？精力精力，没有精，就没有力，力是精神状态的表现之一。

肾精,就是最主要的精,这个精是浓缩的能量(不是单指生殖之精)。

精化气,气化神。

人有了精气神,才能处理日常事务。有了精,才能敛神,不会精神涣散而入睡困难。

肾精脾气肝魂心神,一步一步来,要让这个循环动起来。人能睡,就能有精。

所以我在二诊的时候给患者用了补肾药。

这次患者没有燥热感,肝火没有了,所以我把知母去掉了。

2020年5月1日三诊。

患者的睡眠改善,已无头痛,身转暖,精力转好,月经量稍改善,因疫情其女在美国难回而焦虑,健忘,舌淡嫩苔薄,脉紧数。

处方如上。

经过调理之后,她现在能睡着了。

在现在这样的情况下,吃完药之后能睡着,那就表示对症了。

整个过程就是这个样子,我们治疗头痛也好,失眠也好,都要去考虑它的原因是什么。

什么原因导致人失眠头痛呢?突然感到头痛,多是肝阳上亢,也有外感头痛,这类常见的头痛一般服用一两副药就能好。

但是内伤虚损的头痛是持续性的头痛。

像是长期难愈的头痛,一般都是一个亏虚的过程,你只要补上来了,头就不痛了,如果气血又消耗掉了,可能又会反复,所以很难断根。

人到中年,身体消耗比年少时更多,而且储存能力也在下降。

气血不足，不能营养头部，血不荣则痛，头部缺血缺氧就会痛。

既要让大脑保持亢奋，又不能给它充足的气血，所以就会又睡不着，又头痛，从而形成恶性循环。

当然如果把病根解决了，然后我再来给她补一补，把多余的清一清，这个头痛也许就好了。

像之前的那位久病吃毓臻静夜司茶好的，就是有一种可能，以前吃的药，只有补没有清。

油腻食物，要适量地吃

有位患者因为入睡困难来看诊。该患者连续三天都要熬到凌晨三四点才能睡着，还有一晚是睁眼到天亮。患者显得很烦躁，有点口干，轻微口苦。

按理说，入睡困难，要先从心肾不交考虑，但心肾不交多半足凉面热；再从心肝血亏不能滋养神魂考虑，但血亏一般是久病，这个是新病，新病一般多从三阳考虑，从腑病考虑。

因为患者有点口苦，这里是要考虑少阳病，我问患者最近有没有生气。

患者说是没有，那么这个肝气郁结累及少阳的问题就排除了。

我又问了一下，右上腹有没有痛啊？

右上腹是胆囊所在的位置，如果胆区有隐痛，还是要考虑从少阳去治，属于胁痛。

她说右上腹没有痛，但是左上腹痛。

左上腹痛也算胁痛，可以按少阳治。我怀疑是胰腺炎的轻症，可能还没有发炎，或将要发炎。

我问有没有吃坚果。

患者回答说是这几天确实吃了很多坚果。那么这就确实是少阳的问题了。

坚果油多，患者吃多了，就会增加胆的负担，有可能会诱发胆发炎。

胰腺是要分泌胰液的，胰液通过胰腺管排入十二指肠，有消化蛋白质、脂肪和糖的作用，所以坚果吃多了，胰腺的负担也重。

胰腺有条管道，叫胰管。胆也有条管道，叫胆总管。

胰管和胆总管，在十二指肠降部壁内汇合，形成肝胰壶腹，开口于十二指肠大乳头。

所以，胆出现问题，会影响到胰腺，因为它们的管道是相连的。所以无论是左胁还是右胁，都是属于少阳的地界。

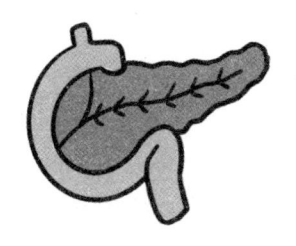

胰：我的胰管和你胆总管，在十二指肠降部壁内汇合，形成肝胰壶腹。所以，我们的管子是相连的。

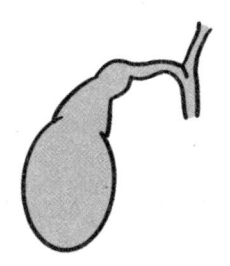

胆：我出现问题，会影响到你（胰），因为我们的管子是相连的。

所以，我给她取的穴位是手少阳经的外关穴，足少阳胆经的阳陵泉穴、足临泣穴，并处以大柴胡汤（请在医生指导下使用本篇文章涉及的药物和药方）加减。

柴胡 15 克，黄芩 10 克，白芍 10 克，法半夏 10 克，枳壳 10 克，酒大黄 6 克，郁金 10 克，浙贝 10 克，怀牛膝 10 克，甜叶菊 6 克。

三剂，水煎服，每日一剂，早晚分服。

她本来是治疗失眠，却让我发现了胰腺的问题，治起了胰腺。

她之所以失眠就是因为少阳出问题了，湿热在少阳三焦，影响了气机的升降，从而导致了失眠。

次日随访，患者的睡眠恢复正常了。

我又叮嘱她，要重视胰腺的问题，近期不能吃坚果或油重的食物了，让胆囊和胰腺都休养生息。

我记得有一年过年我在丹东，花生、瓜子、松子、榛子、板栗吃多了，总是右上腹痛，最后吃的消炎利胆片缓解了。

从此发现自己不能多吃坚果，吃多了，就会右上腹隐隐作痛，必须要吃点利胆药才能缓解。

一定要注意，吃油腻的东西一定要适量，尤其是坚果。尤其是中年人们，油腻对于我们来说，实在是种负担，就不要再吃了。

孩子居家上网课，家长气得不行怎么治

人只要活动，不，人只要活着，就会产生气。气是恒动的，一直在产生，也一直被消耗，但气不会凭空消失。气是能量，但我们的肉体只能承受一定量的气，多了就要胀，所谓的气炸了。

我们在要战斗或逃跑的时候，就会产生大量的气，或者说能量，油门要踩到底——所谓地板油。这样打起来，就能赢，或者不会输太惨。要么就是逃跑得快，止损于无形。

可是我们现代的人是经常要战斗逃跑吗？不需要啊。

所以呢？有没有类似的情况？有的啊。对抗就是。怎么对抗？比如，家长管教与孩子不服管教之间产生的对抗。对抗之下，无论是家长，还是孩子，都会产生大量的能量或气。这个能量或气，一定要释放出去。

如大吵大喊，就能消耗能量。一个充满电的蓝牙音箱，你放一天音乐，就会没电了。人也一样，说话、吵架，就能释放无法承受的能量。

一杯太满冒泡的啤酒，要赶紧用嘴怼上去喝几口，才不会洒出来。

如打一架，体能消耗也是消耗。可不打也不吵，或打完架，能量也释放不完呢？那这股能量一定会自己找方式释放出去，比如打嗝、嗳气、胃胀、肠胀。为什么？你战逃（战斗或逃跑两种状态）对抗所产生的能量，是有氧气参与，进行氧化反应，反应后产生了二氧化碳，虽然都通过呼吸或皮肤散逸掉了，如果浓度过高，残留在身上呢？一定会让人产生胀感。

做过腹腔手术的患者是了解的，做手术会往肚子里打二氧化碳，虽然很多人都吸收排掉了，但有些人，反应会很多，除了腹胀，连背都胀，顶得难受。并不一定是二氧化碳这个气体让人胀，可能是溶入血后合成其他物质连锁反应让人觉得难受。

人体产生了过多的能量及二氧化碳，如果不能及时排出去，就跟腹腔手术打过二氧化碳一样，会让人产生胀感，胃胀、肠胀、肩背胀痛。人就会整天没有胃口，长久下去就易得胃炎之类的病。

拿二氧化碳打比方，是因为它比较具体。

实际上人体产生的气，是无形的，中医所说的气，只能去感受它，生气的人，容易有气要嗳出来，或者身上感觉有气流窜。

总之人体产生了多余的气，或者说火气或者说能量，是一定要释放掉，不然人就会难受。这种多余能量通过什么方式释放呢？

比如不睡觉，保持清醒就是继续消耗能量。过度了于是失眠。失眠进一步导致心慌心悸。再进一步，口干腰酸，便干。

比如放电，放电也是释放能量，以神经电、肌电、脑电的方式放，于是抽动症的小孩就越来越多了。

家长让孩子吃饭、洗澡、收玩具、做作业，不让孩子玩游戏，可孩子不想吃饭、洗澡、收玩具、做作业，就想玩游戏。这是一对死循环。希望你有个好队友，我老婆就有一个好队友，因为我会开药帮她释放这种多余的能量。比如我给她开四逆散（请在医生指导下使用本篇文章涉及的药物和药方）加味：

柴胡10克，白芍10克，枳实10克，炙甘草6克，香橼10克，佛手10克，素馨花3克，玫瑰花3克，太子参10克，灵芝6克，甜叶菊10克调味。水煎服，日一剂，早晚分服。

她喝了几天之后，心平气和多了。

注意：体虚气虚之人，偶服，千万别过剂，气不够的人喝了会气虚。

第五章 脾胃系

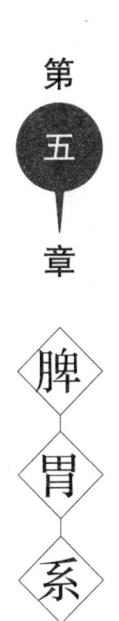

这种类型的胃胀，可用平胃散治愈

临下班，药房的同事过来找我。他捂着肚子说："范医生，你给我开个药吧。"

我问："怎么了？"

他说："胃不舒服，有点胀，反酸。"

其实也不用说，我差不多知道他是胃的问题。

因为他捂的地方正好在中脘那一片。这就是望诊，他的病定位在胃。

一般新得的胃胀又反酸，凭经验是凉到了。要是长期的胃胀反酸，就要考虑到肝克胃。

如果是湿热引起的胃胀反酸，一般会口臭，舌苔白腻。他没有这些症状，因此就排除了。

他这是新得的。我就问他有没有吃什么凉的东西。

他说，没有。

有一阵子，我知道他们经常买网红饮料，那款饮料偏凉。

我就问是不是喝了那种网红饮料。

他回答说喝了。

但是，他的脉还是弦的。一般弦是指肝郁多。可同时，弦也代表是水饮。

他喝了偏凉的饮料，基本上算是水饮了。

这时候治疗方案就来了。

我给他开了平胃散（请在医生指导下使用本篇文章涉及的药物和药方）：苍术15克，厚朴15克，陈皮15克，炙甘草3克，生姜10克，大枣15克，瓦楞子10克。

三剂，水煎服。

平胃散，有行气化湿降胃的功能，胃气一往下降，胃就不胀了。

他服用后，说胃里好多了。

一周后，胃就完全不胀了。

鼻涕倒流、胃食管反流、主动脉瓣返流，补气往往能治愈

某一天，我随便打开了视频号的直播间，想要熟悉一下里面的各种功能。

不一会儿就进来了好多人。

其中有个观众问我，小孩老吞口水怎么办？

我之前治疗过一个老吞口水的孩子。家长说，睡觉的时候，就听着宝宝哼哼唧唧，老在那吞口水，有时还呛到咳嗽。

家长带着孩子去儿童医院看过了，说是胃食管反流。后来我用了平胃散（请在医生指导下使用本篇文章涉及的药物和药方）加健脾药，把这个问题解决了。

我用平胃散，把胃气降一降，然后再用点健脾药，把脾气升一升。

脾胃正常了，就不会吞口水了。

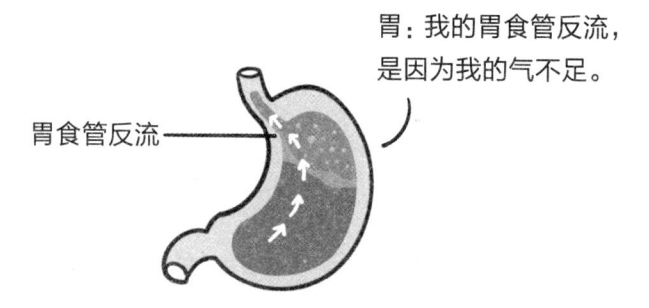

胃：我的胃食管反流，是因为我的气不足。

胃食管反流

就我的门诊临床经验来看，一切的反流以虚证为多。

如果你踩滑板车上坡，踩到一半没有力气了，滑板车是不是会往后倒？

如果你拖着拉杆箱上坡，拉到一半没有力气了，拉杆箱是不是会往后倒？

你见过在老式的水井吧，如果你拉着绳子将吊桶提上来，提到一半没有力气了，水桶是不是会掉下去？

人体也一样。鼻涕正常应该是往前鼻孔流出的，但是没有力了，鼻涕又像水一样太稀了，便往后倒流，流到喉咙，就会呛到，咳嗽。

这种我治过很多的，大多用点六君子汤、香砂六君子汤，慢慢调理就好了。

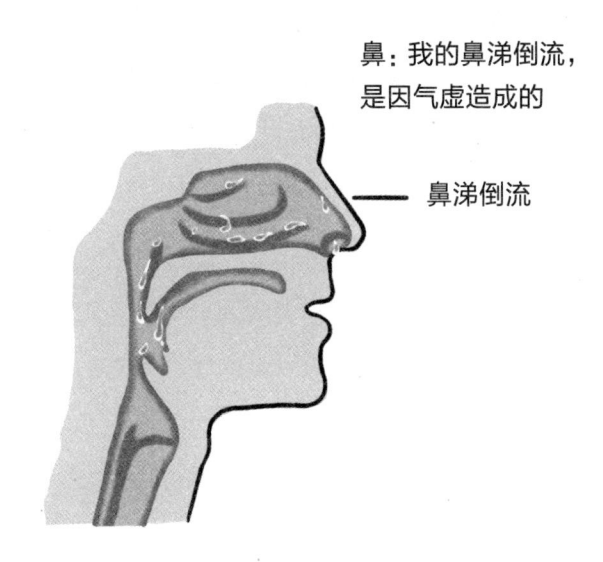

鼻：我的鼻涕倒流，是因气虚造成的

—— 鼻涕倒流

主动脉瓣返流大多是在体检的时候，通过心脏彩超发现的。患者平时没有感觉到心脏不舒服。

这些人只要稍微活动一下，就喊累。他们带娃没精神，辅导孩子作业没精神，睡不好，吃不香，大便用力了也不行。总之一个字，累。

血向前流动，要靠宗气推动。气太虚了，血就返流了，想想玩滑板车的时候就是这种状况。

最后我都是给这些人开些进补方,如归脾汤加味,或参芪丹鸡黄精汤加味,效果都不错。

烧心的原因往往是这些，应该这样治

有一段时间，我全身心在研读叶天士案，真是越品越有味儿。

我继续引用清代俞震纂辑的《古今医案按》[1]里面的医案。

"昔年曾见叶天翁治一妇人胸痞心嘈，用盐水煮石决明三钱、经霜桑叶二钱、丹皮一钱、黑栀一钱、三角黑胡麻二钱、细生地三钱，四帖而愈，此又肝火郁于胃之嘈杂也。"

证眼——胸痞心嘈。

患者患病的位置——胸。胸在哪里？很多时候，尤其女性，习惯把乳房称之为胸。但真正说的时候，胸是身体前面颈下腹上的部分。

痞，就是指胸腹间气机阻塞不舒的一种自觉症状，有的仅有胀满的感觉，称"痞块""痞积"。

也就是说，患者心里不舒坦，心里堵。

一妇人胸痞心嘈，基本上可以推测是一已婚妇女觉得心里好堵。

那么，谁给添的堵？夫妻？婆媳？母子？姑嫂？邻里？这不好说。

一个人心里堵的时候，连呼吸都觉得难受，常常在叹息，深吸气都吸不下来。

心里堵的时候，睡不着啊，即使睡着了，半夜也很容易醒，一点点声音就醒。

---

[1]《古今医案按》为清代俞震纂辑的作品，书共十卷。按证列目，选辑历代名医医案，上至仓公，下至叶天士共六十余家，一千零六十余案。

想想夜深人静的时候，独自一人，凭栏哀叹！

心里堵的时候，怎么吃得下饭啊？吃不下饭的时候，就觉得烧心。

这个心嘈，心在哪？

中医概念里的心，很多时候是指膈下胃脘的部位。说心下的时候，多数是指胃。所以心嘈，就是胃嘈。

嘈，就是指胃不舒服。如：桃子吃多了，也有些嘈人。

而中医讲嘈的时候，指嘈杂。嘈杂是指胃中空虚，似饥非饥，似辣非辣，似痛非痛，莫可名状，时作时止的病证。常和胃痛、吞酸等病同时并见，亦可单独出现。

那么患者的病机是啥？是肝火郁于胃。真正的病位，在肝和胃两个部位。

虽然常说，心里堵，胃里烧。但胃其实是受害者。它是被肝骑在脖子上打。所以，胃难受啊——你肝火烧进胃里了，胃能不觉得烧吗？

你的火，热胀冷缩，你这是火，是热胀啊，胸能不觉得胀得顶人吗？这一胀，一顶，呼吸能好受吗？肯定吸不进气了。所以，这是肝木克胃土。

肝木不会无端起火。那肝木，怎么起的火？

首先，是肝木太干了，干的木，就是干柴。干柴碰到一点火星子，就会着。

什么火星子——一般是这样的，女人一手叉腰，一手指着老公的鼻子："你再惹老娘试试？"

很多鸡毛蒜皮的琐事足以点燃炸药包。不过，清代的女子，压抑的成分多一点，不像现在男女平等，能宣泄出来的比较少。

另外一个，就是《黄帝内经》说的，年四十，阴气自半。

如果女性到了四十，操劳过度，未有不阴血亏的。

所以，肾阴不足，不能滋养肝木，肝就燥了，肝一燥，就易上肝火，肝火一大，就克胃土去了。

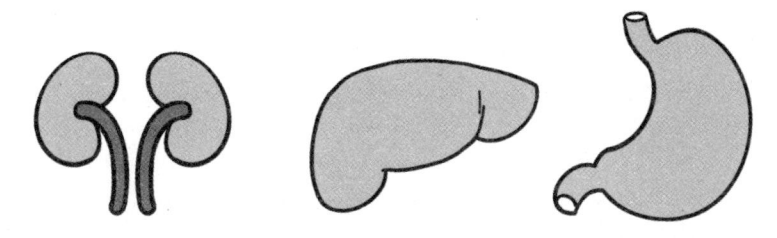

肾：我的肾阴不足，不能滋养肝木了。

肝：因为你（肾）不能滋养我，我就易上火，我的肝火一大就大。

胃：因为你肝火旺，会克到我。

胃阴一不足，就容易烧心。

针对这种病症，应该怎么治疗呢？

肝火旺了，就要生风，头就会晕，脸就会红，晚上就会不好睡。可以用石决明（请在医生指导下使用本篇文章涉及的药物和药方）镇肝。

肝火本身是要清的，肝火不清，胸闷气短就解决不了，所以可以用桑叶、丹皮、栀子、三角胡麻①。

石决明30克，丹皮10克，栀子10克，桑叶10克，三角胡麻（茺蔚子）15克，生地20克。

这个方子，叫什么名字好呢？叫丹栀桑蔚汤吧。

另外，三角胡麻有通经之用，我有理由推测，此妇人，因长期嘈杂，胃纳不佳，导致气血化生不足，加上肾阴不足，出现闭经的情况。

这种症状，归根结底，还是肾水不足，所以，要用生地滋肾水。

小小的六味药滋肾清肝镇肝，秩序井然，层层递进。

或者有人问，你怎么不管胃呢？烧心你不管了？

治病，要真是见胃治胃，那是不行的。

---

① 三角胡麻为益母草的干燥熟果实，即茺蔚子。

这肝火都给你搞定了，胃头上没有东西了，那它还烧什么心呢？这种症状就不治而愈了！

这就是中医的魅力，不会辨证，不懂人情推理，那是不行的！

我这样解读起来，是不是发现，中医也没有什么好怕的，古文一样可以轻松有趣阅读？

肝克（乘）胃导致没饥饿感，可以用这三味药治

2022年7月3日，某女士来看月经量过少的问题，我问她是不是四年前来找我看过病。

她说是。

之所以记得她，是因为凡在我这就过诊的，我都有文档记录。

她这个病，四年前，就只诊过一次，我也不知道效果，正好来复诊，便问了一下她当年看完诊后，效果怎样。

她说，就吃了五天的中药，病就好了。

她当时得的什么病呢？

她当时是长达半年没有饥饿感，早上起来的时候还干呕。

除了没有饥饿感之外，月经量也开始变得越来越少。

她四年前留下的信息很少，舌淡红苔是薄腻的，脉是弦的。

但是病机我抓得很牢。

因为她有点腻苔，又没有胃口，我是推测胃中有积滞，才会导致没有饥饿感。

这个胃为什么会纳呆，根据脉弦，我认为是肝气郁结造成的，肝经贯膈挟胃，所以肝气乘了胃，令胃的功能受到克制，出现了纳呆。

纳呆之后，再进食，就会产生积滞，继而出现了腻苔，也加重了胃不受纳。

胃不仅不能纳食，胃气还跟着上逆，于是出现了干呕。

胃不纳食，气血的化生就无源，没有原料来化生气血，又哪来的月

经呢？

这一系列变化，就像是多米诺骨牌，一个倒下了，一排都倒下。

根据这少量的信息，我就开了个方子，这个方子只有三味药。

第一味药是佛手（请在医生指导下使用本篇文章涉及的药物和药方），可以疏肝理气。

第二味和第三味药分别是生大黄和生甘草，它们组成了大黄甘草汤，这方可以降胃气，也可以清除胃中积滞。

佛手10克，生大黄6克，生甘草6克。

五剂，一碗水煎佛手，煮沸1分钟，再用佛手水冲泡生大黄与甘草，再滗出药汤来喝就可以了。

她喝完了药，就治好了半年的无饥饿感。其实讲来讲去，情绪很重要，无论大人，还是小孩，要是没有胃口，不要第一时间想是不是胃出问题了，而是要想想，是不是有情绪没有处理好？

适当的饥饿感，是最好的化痰祛湿药

2022年春节期间，我吃了很多肉，真的，可能就是喜欢母亲做的饭，或者是太放松了，没有顾忌。那段时间我经常口臭、胆区也隐隐作痛，于是吃了不少消炎利胆片，也吃了不少保和丸。

若是偶尔过食，这样吃药，效果是很好的。

但是过年期间天天吃好吃的，就发现这样吃药也没有什么用。就像天天熬夜的人，不管喝多少咖啡，都是精神萎靡。

于是我就开始刻意少吃肉，甚至不吃肉。一周后我发现胆区隐隐作痛那种症状消失了，口臭也好转了。

我发现这样控制饮食身体还是挺舒服的。

2022年3月21日晚上，我就吃了点龙口粉丝。

到半夜睡觉的时候肚子饿，但又实在太困了，就没起来吃东西。

2022年3月22日早上7点，我被饥饿感唤醒，那种抓心挠肺的感觉，胃里空落落的，口水瞬间涌出来，不停地分泌口水都要呛到，连牙都来不及刷，我赶紧爬起来找了三块面包吃了，这才总算好点了。

这时候感觉自己精神无比清醒，跟平时起床有点犯困不一样，是清醒的。

不到一个小时，又饿了，便吃了一个小豆沙包。

过了半小时，又饿了，最后把前一天中午剩的小半碗米饭，拌点开水，再拌点酱油吃上才舒服了。

经过这一场饥饿，其实发现了一些有趣的事。

吃完东西，我去漱口时，发现平时的白腻苔没有了，而且比往日更清醒。

所以我的痰湿是被化掉一些的，痰湿被化掉了，就不会阻气，也不耗气了，就能清醒一点。

其实这些痰湿是我们身体的津液不能被利用所转化来的。

就是说，津液——害化——痰湿。

津液是从水谷精微中所生成。

如果你不吃东西，或吃不够东西，水谷摄入不足，津液都不够用了，就不可能有多余的津液去害化成痰湿。

反过来，如果身上没有足够的津液来提供营养，而这时候又是处于饥饿状态，那人体就会消化自己身上的痰湿，把痰湿又再次转化为有营养作用的津液，从而为人体所利用。

为什么古人养生要说三分饥和寒呢？

其实适当的饥饿感是最好的化痰祛湿药。

适当少吃，尤其是晚上。

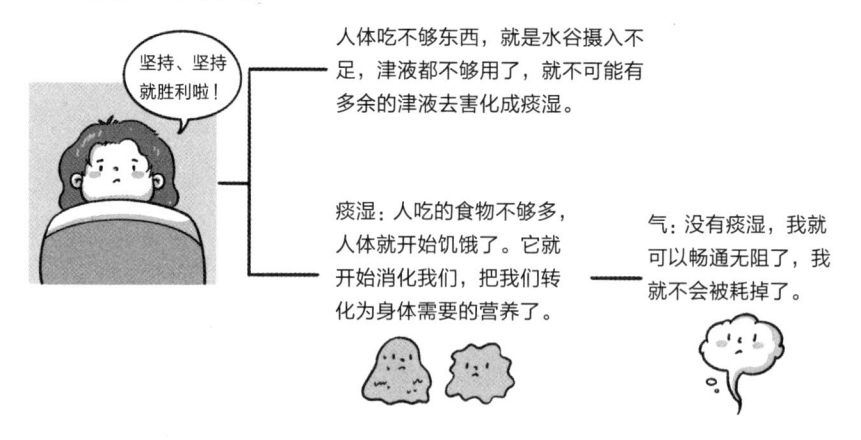

坚持、坚持就胜利啦！

人体吃不够东西，就是水谷摄入不足，津液都不够用了，就不可能有多余的津液去害化成痰湿。

痰湿：人吃的食物不够多，人体就开始饥饿了。它就开始消化我们，把我们转化为身体需要的营养了。

气：没有痰湿，我就可以畅通无阻了，我就不会被耗掉了。

只不过我是前一天晚上饿大发了，所以第二三天早上才这么狼狈。

当然了，这些是我个人的经验体会，不一定适用所有人。

只是我不再是二十多岁的小伙子这一点，无法像从前那样暴饮暴食了，但也不能吃太少，七八分饱对于我来说，是刚刚好。

　　有点饥饿感，湿气便能少一点，头脑还能清楚一点。

补中益气汤应用一例

2008年,我在老家开卫生站。

我爸跑到马路边,在电线杆上,让人做了一块木板牌子,上面写着"中医针灸"四个字,箭头指到我家,但是看病的人仍然不多。

有一天,有位老人家,领着他孙女来看病。小女孩瘦巴巴的,大概有十岁。

他们住在我们镇上一个叫剑门的地方。那里曾是我们镇上最穷的地方之一(听说现在好多了)。

这个小女孩,吃不下东西,总是觉得恶心。

她脸上有些白斑,我怀疑是虫斑。

虽时隔多年,舌脉已经记不起来了,但方药我是记得清清楚楚的。

我当时给开的方子是(请在医生指导下使用本篇文章涉及的药物和药方):黄芪3克,当归1克,党参1克,白术1克,炙甘草0.5克,柴胡0.5克,升麻0.5克,陈皮0.5克,槟榔3克,使君子3克。

这个方子,前面八味是补中益气汤,后面两味是打虫药。

药量用得很轻,因为当时我一方面在读《脾胃论》,一方面又在看矢数道明[1]编的书,他们用量都轻,当时本来是想用散剂,但一时工具不全,就想着抓点小剂量的,这样脾胃能受得了。

---

[1] 矢数道明(1905—2002),日本医生。为推动、发展东方医学作出卓越贡献。著有《汉方后世要方解说》《临床应用汉方处方解说》《汉方诊疗的实际》《汉方大医典》《汉方诊疗医典》《明治百年汉方略史年表》《汉方治疗百话》等书。

孩子吃不下东西，就受不了药力，用点轻量的，好吸收，也开胃。

槟榔可以通腑消积，也可以杀虫，吃了气往下走，不至于吐，就算是有蛔虫，合上使君子，也就一起打了。

当时我经验也不是特别多，就按着学校学的，给她辨证为脾虚加上虫积。

这个药量太轻，他们爷孙去别的诊所，人家还不一定给抓，十剂药得半个小时来抓，还挣不到钱。

十天后，他们来复诊，说胃口明显开了，体重也长了一点点。

然后我就接着守方再治。治了两三回，他们就没有再来了。

小朋友身高长得慢,可以试试中医的方法

2021年11月10日,有位妈妈带小朋友来复诊,孩子身高长得慢。在班级里是比较矮的。

其实这位妈妈在找我之前,应该是去到医院看过。医院说是要打生长激素。后来就挂到了我的号,于是打算让我看看。

孩子本身是没什么不舒服的。

我想肾主骨生髓,要长骨头必然要补肾。那么就用六味地黄汤(请在医生指导下使用本篇文章涉及的药物和药方)补了肾水,补肾就是给植物浇水。

你种棵树,不能只有水吧?还得要有土壤。要想有土壤,就得补脾。就算补了脾,你还有要有种向上生长的气息,也就是要提气。既要补脾又要提气往上拉。符合这个思路的方子就是补中益气汤了。

于是我把这两个方子合在一起开给了这个小朋友喝,我给开了七天,并叮嘱,如果没有什么不适,这个方子可以连续喝上一个月。

孩子喝完一个月了,2021年11月10日来复诊,说是去了儿童医院量了身高增长了0.7cm。

医院说一个月能长这么多,就不要急着打生长激素,再观察两三个月,要是每个月能长0.7cm,也就不必再打生长激素了,喝中药就可以了。

我对小朋友说,如果再结合在腿部给你扎针,应该可以长得更快,要不要?

他说不要。

既然不要，那就再开一个月中药喝吧。继续观察。

其实腿上找几个穴位，每周扎一次，也是可以促进身高增长的，说不定一个月能长 1cm 呢！

这种情况的拉肚子，可用七味白术散治愈

2018年7月，一个小朋友来诊所治疗。在候诊的时候，直接就吐了，吐得满身都是。

我赶紧帮他把衣服脱了，并给他包上毛巾，防止着凉。

在就诊的前一天，这个患者已经腹泻四次。在就诊时，又吐一次。

治疗这个小朋友的时候，我仔细观察了一下他整个人：偏㿠白，这是虚寒的表象。

患者本身无发热，伴有腹痛，舌是很淡嫩的，但是苔中间是厚厚的白腻的一层。这是很重的寒湿。寒主收引，会造成肠的收缩痉挛，会引起腹痛。湿呢？飧泄常见，常见是拉肚子了，而且是水样便多，一般不怎么臭，或者伴有不消化物。湿也会引起吐，肠一收缩，整个肠道的压力就大了，不是往上挤，就是往下挤。往上就吐，往下就泄。

患者肠道黏膜上的血管受寒收缩了，这种状态自然难以消化吸收食物了，固常是伴有不消化物，或者肠壁上的血管收缩时有可能把身上的水分挤到肠子里了，这样，大便就很稀了，肠道本身要是痉挛收缩，就会把肠内容物给冲出去，就是腹泻。这就是寒湿泄。

之所以会出现这种情况，一是患者的体质本就虚寒，二是患者过食瓜果、酸奶冷饮等寒凉物，三是患者肚子着凉。

一般人合用藿香正气散（请在医生指导下使用本篇文章涉及的药物和药方）治疗是以表证为主，其实兼有食积才是藿香正气散的目标证。这个方扶正力度是不够的。

这个小朋友在我看来，还有是虚证的，寒证也重。所以我用七味白术散来治疗，党参、白术、茯苓、木香、藿香、葛根、炙甘草。

方中的四君子补脾气，木香行气止痛，葛根提气止泄，藿香化湿。

胃寒呢？我加了益智仁，还加了山药止泻。

半个月后，家长来还毛巾，我问患者的情况，家长说吃了两天药，就不拉了，肚子也不痛了。

对于一些急症，中医用得好，还是效果很快的。

我治脾虚便秘的一个常用方

这个方子是我临床上用的。

脾虚便秘,最常见的是数日不大便,腹无所苦。就是几天不拉大便,肚子里没有不舒服。

大便也不硬,就是没便意。有便意时又拉不出。

患者: 我经常是好几天不大便,不过仅仅是几天不拉大便,肚子里没有不舒服。拉出的大便不硬。我总是没便意。有便意时呢,拉又拉不出。这是怎么回事呢?

范医生: 你这是脾虚性便秘。

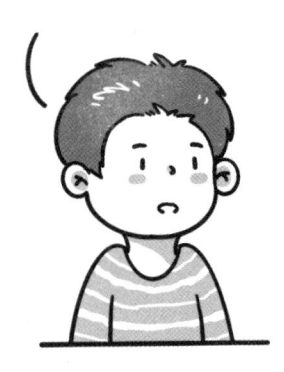

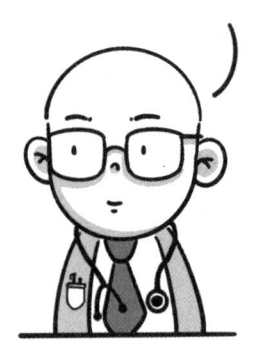

湿热型便秘常见就是大便头硬,大便尾软烂,时不时还黏一下马桶,擦不干净,浪费手纸。热重一点,大便就非常硬,湿重一点,大便就软烂。时而硬,时而烂。

第五章 脾胃系

患者：我经常是大便头硬，大便尾软烂，时不时还粘一下马桶，擦不干净，浪费手纸。有时候大便硬，有时候又烂。这是什么情况呢？

范医生：你这是湿热型便秘。热重一点的时候，大便就非常硬，湿重一点的时候，大便就非常烂。时而硬，时而烂。

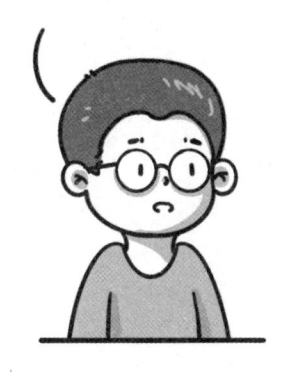

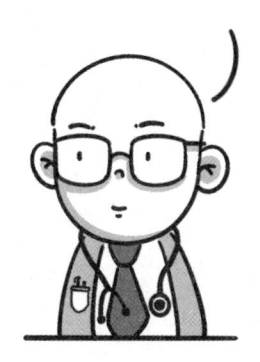

很多人是既脾虚，又湿热。

饮食不当——伤脾——脾虚——脾不运化——聚湿——湿郁过久——化热——湿疹。

我是怎么处理的呢？我用大剂量的山药（请在医生指导下使用本篇文章涉及的药物和药方），根据脾虚的程度，一般我分为三个阶梯的量，30克、45克、60克。

山药不仅可以滋脾阴，还可以补脾气。

我也用芡实、莲子，两药虽然都有收敛的作用，但是敛的是正气，不是湿气，而都有滋脾阴的作用。

我常用白扁豆去湿。白扁豆既能祛湿，又能健脾。我常白扁豆代替白术治疗腹胀。

薏米，祛湿不伤正。

赤小豆入血分，能祛血分的湿热，但是不能久用，久用伤津。

所以整个组方，就是山药30克（45克或者60克），赤小豆10克，薏米15~20克，白扁豆10克，芡实10克，莲子10克，陈皮6克。

陈皮是用来理气的，嫌味大可以去掉。方子里可以加甜叶菊3克。整个组方，煲下来，就是甜甜的饮料了。

一般对症的话，从第四天或者第五天开始，大便就正常了。

第六章 肺系

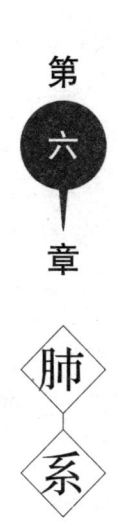

肺炎（急性支气管炎？）的治疗一例

2019年12月6日，一位妈妈抱着个四岁的男孩来找我诊疗。

我发现患者咳到最后是无力的，再听诊，发现患者呼吸音很粗。

我弄不清男孩得的到底是肺炎还是急性支气管炎。

他夜间以高热为主，白细胞高，这是肺有热；咳而无力，这是肺气虚。

肺有热，可用麻杏石膏汤加味（请在医生指导下使用本篇文章涉及的药物和药方）。

肺气虚，可用七味白术散。七味白术散能健脾，补了脾，就培了脾（土），也就生了肺（金）。

于是，我两方合用，开方如下：

麻黄6克，生石膏6克，苦杏仁6克，瓜蒌皮6克，射干3克，鱼腥草6克，紫花地丁3克，太子参10克，白术10克，茯苓10克，炙甘草6克，木香6克，藿香6克，葛根6克。

三剂，水煎服，日一剂，早晚分服。

12月8日，男孩妈妈告诉我热当天就退了，孩子第二天精神很好。当天白细胞已经恢复正常了，就是C反应蛋白还有点高。

我就让她给孩子再吃一方：

太子参10克，白术10克，茯苓10克，炙甘草6克，木香6克，藿香6克，葛根10克，麻黄6克，生石膏6克，苦杏仁6克，瓜蒌皮

6克，射干3克，鱼腥草6克，紫花地丁3克，浙贝3克，前胡6克，桔梗6克。

三剂，水煎服，日一剂，早晚分服。

到15日，家长带着男孩来复诊，说男孩好了，就是想再调理调理。家长说男孩5日住的院，10日就出院了。

医生对家长说，你家小孩恢复得挺好，精神不错，按理说，白细胞这么高，换个大人来怎么着都要住个7天，你这孩子5天就出院了，小孩就是恢复快。

到这我才知道，他是在男孩住院期间偷偷跑来找我开的中药。

我看看孩子，也没有咳嗽，舌苔也漂亮，便给他开了一周参苓白术散善后。

虚人风寒性咳嗽初起的好方子

本篇文章涉及的方子的应用，要记住这四个关键词，即虚人、风寒、咳嗽、初起。

虚人

体虚之人脾胃向来虚弱，大便不成形（不黏），口水清稀，吃凉的食物易腹痛腹泻，易反复着凉感冒，肤色偏白，多虚汗（汗不黏，酸臭），肌肉比较松弛，体力稍差，舌淡胖嫩、苔偏薄润，水滑，脉比较软。

风寒

指患者受凉了，怕冷，流的是清的鼻涕，喷嚏，可以发烧，见风头痛，手脚的皮肤稍凉。

咳嗽

患者的咳嗽咯点白痰，不黏，喉咙有一点点痒，见风就咳嗽加重。

初起

初起就是患者刚发作没一两天，属于急性的。

那怎么处理？

针对虚人，可以使用最常见的两个药——生姜（请在医生指导下使用本篇文章涉及的药物和药方）和大枣。

我从医的头十年一直认为这两味药，可有可无，但是经验告诉我，这两味药十分关键，不可或缺，很多老前辈谆谆教诲不要漏了这两味药，生姜补卫，大枣补营，枣姜补营卫。

营卫充足则不易外感，不外感无内伤则阴阳自和，而阴阳自和之后，就是三个非常重要的字——必自愈。

我们的医圣张仲景，在一千八百年前，就强调人体的自愈能力。

但这并不是说，不管什么病都能自愈，也不是生病硬杠身体就能自愈，自愈有一个非常重要的条件——阴阳自和。

没有阴阳自和，身体就难以自愈。

姜枣补营卫，是不是只吃这两味药就行？

喝生姜大枣红糖水行吗？喝这个很容易上火的，因为你不把中焦的湿气化开，喝进去很容易就裹了药力，变成湿热。

患者有风寒，又是虚人，用桂枝比用麻黄好，所以，选桂枝。同时，配合生姜，一起祛寒。

针对咳嗽，必须要恢复肺的宣发肃降功能。宣发用姜与桂，肃降用苦杏仁、厚朴。厚朴降的是大肠的气，肺与大肠表里，就顺便把肺的气给降了。

上面提到的药就是整个方子，还要加个甘草调和一下诸药，毕竟是虚人。整个方子就是桂枝、苦杏仁、厚朴、甘草、生姜、大枣。

一两岁的小孩，我用的剂量很小，桂枝3克、苦杏仁3克、姜厚朴3克、炙甘草1克、生姜3克、大枣6克。

患者喝上一两剂，差不多就可以了。煮一碗200毫升，喂几十毫升，就见效了。成人的话，药量翻三倍。

这个方子，我用在虚人风寒咳嗽初起的人身上不下百例，效果可靠。而且，这个方子是叶天士最喜欢用的一个方子，查查《临证指南医案》便可知。

其实这个方子，就是《伤寒论》里的桂枝加厚朴杏仁子汤去掉白芍，叫桂杏朴甘姜枣汤更好。

其实南方夏天用这个方子的频率也不低。为什么？因为夏天热，人容易得热证，得了热证，所以爱用寒凉药，寒凉药用得过了，矫枉过正，人就变成寒凉了，这时候，用一个温性的桂杏朴甘姜枣汤，就扳回来了。

夏天热，人也贪凉。吹空调、饮凉饮，吃冰西瓜，过了也凉，夏天容易下雨，一下雨，气温下降，加上空调，易受风寒，也适用此方。

那么这个方子，跟止嗽散有何不同？

止嗽散适用于偏痰多一点点，痒多一点点，人没那么虚的患者。

扁桃体肿大，用点刺法好得快

扁桃体肿大，喝药是可以解决的，我以前写过《扁桃体缩小记》，治疗期间，患者几乎每月化脓高热一次。经过两年的治疗，扁桃体恢复正常。

患者的妈妈说，患者原先是胆小怕事的小朋友，随着身体变好，慢慢地变得自信开朗。可见扁桃体肿大的病机，也可能是郁热。这个郁可以是情绪之郁。

比如，家长管教过于严苛，孩子无法发泄，积攒的郁火，可以发为肿大。

所以为他治病的时候我以透发为主，小朋友的扁桃体慢慢变小了，性格也得到了转变。

我要说的是另一个小患者。她也是经年在我这里调理。她在一次发烧后伤了心脏，出现早搏，最多时一天达到一万六千余次，经治疗一年多，心脏基本恢复到正常，不过遇到发烧仍会早搏。

她还有一个问题，就是腭扁桃体肿大，怎么也消不下去，而且肿大的扁桃体经常让她产生恶心干呕的感觉。

我一想到以前治疗过的病例，大都是慢慢调理痊愈的，难道这次也慢慢来？我想用别的治疗方法，便告诉她要给她扁桃体放血。小姑娘竟然同意了。

我让她张开嘴，手电筒打好光，用硬针（三棱针、注射针头、采血针头等都可以）对着扁桃体细络处用疾速、浅浅地点刺了两三下。

记住，手一定要稳，要快，不要扎得太深了，浅刺即可。不要追求出血，出血与不出血，都有效果。

前后一共针了三次，她右边的腭扁桃体恢复正常了，左边的还有一点点肿大。

痰湿咳，可以试试这个方

痰湿咳，是我在门诊碰到的比较多的咳嗽类型之一。

很多人在感冒后期，发烧退了之后，有很轻微的咳嗽，很多人给孩子（自己）调理，专门炖些川贝雪梨，或者白萝卜煮水，又或者泡些罗汉果之类的（请在医生指导下使用本篇文章涉及的药物和药方）。结果，本来要好的轻微咳嗽，一下子变得更厉害了，咳得整宿睡不着，咳到吐。

感冒初期，可能是个热证，扁桃体先发炎。

用药用对了，扁桃体炎症也就消退了，烧也退了，人也开始变精神了。这个时候，其实就可以停下来了。

只要让患者做好清淡饮食，八分饱，避风寒，身体就可以慢慢恢复了。

偏偏家长（自己）就多事了，在不懂的情况下，做了多余的操作。

比如，炖以上的东西喝，或者增加服用消炎药的次数，这都是过度治疗。

患者家长：你感冒发烧刚好，有轻微的咳嗽，我专门炖些川贝雪梨给你喝。很多人用它来治疗咳嗽。

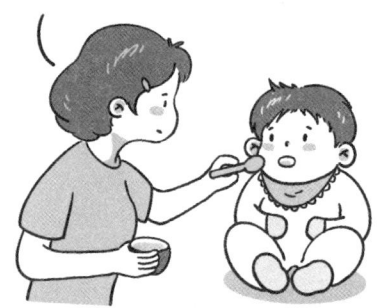

范医生：孩子的烧退了，让孩子饮食清淡点，八分饱，避风寒，孩子的身体就可以慢慢恢复了。炖川贝雪梨给孩子喝，属于治疗了，就造成矫枉过正了。

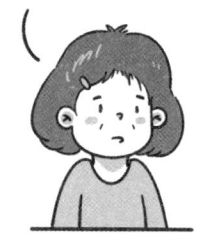

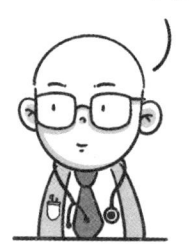

患者家长：我家孩子感冒好了以后有点咳嗽，我炖了川贝雪梨给他喝。为什么他咳嗽加重了呢？

本来吃药该终病即止，停了就好了，非常再治一下养一下，却搞过度了，结果伤了中焦的阳气。脾胃不运，则生痰，肺贮痰，有痰能不咳吗？这就是临床比较常见的一种情况。

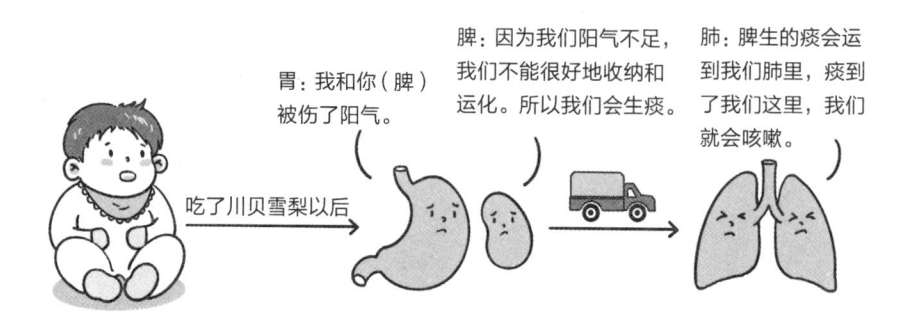

吃了川贝雪梨以后

胃：我和你（脾）被伤了阳气。

脾：因为我们阳气不足，我们不能很好地收纳和运化。所以我们会生痰。

肺：脾生的痰会运到我们肺里，痰到了我们这里，我们就会咳嗽。

这种咳，痰量比较多，以咳嗽为主，不喘，但也可以偶尔喘，主要还是咳嗽为主，咳出来的是白色的痰，稍黏稠，可以伴随着胸口或胃脘部有闷胀感，胃口一般不怎么好，人没什么力气，咳的时候，可能还会出一点虚汗。虚汗，就是汗不热不黏，味不重，偏凉味淡。

那我一般习惯用二三汤。

二是指二陈汤——陈皮、半夏、茯苓、炙甘草、生姜、乌梅；三是指三子养亲汤——莱菔子、白芥子、苏子。

二陈汤，一般我只取四味，即陈皮、半夏、茯苓、炙甘草。

但是考虑到咳成这样，中焦的气肯定被伤，一定要加个补气的基本方——四君子汤——党参、炒白术、茯苓、炙甘草。

综上，这个方子就变成了六君子汤合三子养亲汤——六三汤。

我的常用剂量是：党参9克，炒白术9克，茯苓9克，法半夏9克，陈皮9克，炙甘草6克，炒莱菔子9克，炒白芥子9克，苏子9克。

整个方子以补气、化痰为主。

三子养亲汤化痰力比较强，专门化痰。

养亲，顾名思义，就是俸养双亲，在古代，生活条件并不是那么好，很多人感冒了，没钱看大夫吃药，就硬扛，扛过去了，就好了。底子差的，就一直拖尾，咳嗽总不好。咳久了，就咳成慢性支气管炎，每年入秋开始咳，冬天难熬，一年一年地拖下去，就越来越严重，最后咳成肺心病了。这个时候，人也老了，再吃药，便难痊愈了。

这就是中医常说的，伤风不醒变成痨。这个痨，并非一定指肺结核，也可以指咳到人虚劳了。

感冒不去治断根，或者治错了，就会发展得越来越重。

所以，三子养亲汤就是针对老年人的痰湿咳所用，又便宜，又好用，给穷人家俸养双亲用，可见发明这个处方的人，是充满大爱的。

这个方并不是只给老年人所用，只要符合症状，各年龄层的人都可以使用。

这个方跟射干麻黄汤怎么区别？射干麻黄汤治疗的疾病偏喘为主，气管里的痰音更响一点，六三汤治疗的疾病偏咳痰，以吐痰多为主，白痰，甚至呕痰涎，还有就是胃脘部有痞满感，食欲不振，咳时可以伴出细汗。

口水呛咳，往往是脾胃受损造成的

模拟一下家长的观察：首先发现孩子的口水突然多了起来，他张着嘴巴口水不停地流，很快就把口水巾湿透了。

接着孩子就开始出现了——呛。

喝水呛、吃饭呛，尤其是喝奶时，喝两口就呛，呛到咳。呛了一肚子气，然后就呕，干呕，有时他可以呕出一口痰涎。

晚上睡觉的时候，能听到孩子的喉咙里面有呼噜呼噜的声音。

大便也突然多了起来，一天可能排一次，两次，三次，四次，甚至五六次。排出的大便不是清水样，而是又酸又臭。

孩子也有点低烧，平时的基础体温是36.1℃、36.2℃，这回虽然是在37℃以下，却一直在36.9℃~37.1℃之间浮动，像发烧又不像发烧。

这时的体温只比平时的体温高半度，或者是高零点几度，就是所谓的身热不扬。

这个热还体现一个地方——很多那种内双眼皮或浅双眼皮的孩子，会出现双眼皮加深的症状。

很多家长发现自己家孩子双眼皮重了，心里想：麻烦了，孩子要发烧了。

我原先没想明白，现在理解了：上眼皮是脾之地界，也是脾可以散热的地方，双眼皮加深，是增加褶皱，增加表面积，加快散脾热。

孩子的精神很不好，总是想睡觉，甚至有点嗜睡，吃饭没胃口，吃东西时还容易被呛到。

在我看来，孩子出现这一系列症状是因为有两个病机同时存在，一是脾阳受损，一是阳明湿热。

脾阳受伤，可能吃了寒凉的东西，或降温着凉，或者是光脚走地板；胃肠道湿热，可能吃了湿热的东西，或者被湿热型的病毒所传染。

这种类型的患者底子是寒的，因为之前有脾阳不足，有寒凉伤过，或先天阳气不足。

在治疗中，既要清除患者的肠道湿热，又要照顾好脾阳。

所以，我给患者开了这样一个处方：

顾脾阳——四君子汤（请在医生指导下使用本篇文章涉及的药物和药方）。

化湿——藿香。

行气防吞气打嗝干呕——木香。

清阳明湿热——葛根。

其实就是钱乙先生的七味白术散。

如果患者湿热过重，口臭，大便酸臭，热不退，还可以合上达原饮。

如果患者气滞胃胀干呕，可再加平胃散。

如果患者出现了严重的呼噜音时，也可以加小剂量的射干麻黄汤。

护理方面，要少饮液体，进食的东西，多吃干一点的，如米饼、苏打饼干，或干饭，少吃多餐。

喂水方面，一定要少量，频次可以增加，但一定不能一次量喂得多过，喂多了液体，会加重症状。

这种咳嗽，其实都是脾胃受损造成的。治好脾胃，自然不咳。

孩子空腹时吃生冷瓜果要小心

2022年春节前一天,我带着儿子去公园玩。

到下午5点多,他其实已经有7个小时没进食了。早上10点多吃饱之后,到了中午他不想吃饭,怎么叫他也不吃饭,我就不管他了,他就一直玩儿,玩到下午4点多我带他出门。

在公园的时候他一直扒我背包,想要找吃的,但是恰好那天背包里没有吃的了。

正好公园里面有一个卖各种蔬菜的摊位有卖小番茄。

我给儿子试吃了一个小番茄后,便买了一盒。

他就很高兴,就想着拎回家吃。

在回家的路上,我就发现他出现了一个症状——呃逆,膈肌痉挛,他不停地打嗝。

我知道他的胃凉着了,因为他的胃是空的,没东西垫底,吃进去的小番茄凉到了他的胃,从而引起膈肌痉挛。

我寻思着给他回去喝点温的东西他就好了。

一到家,我就给他弄了点热乎的饭菜。他饿了7个小时,很快就把这些饭菜吃完了。

吃完饭之后,我发现他还有一个症状——从打嗝开始他就开始吞口水了。一旦胃凉的时候,口水的分泌会增加。

这下糟了。

晚上八九点时,我给他冲奶粉时,赶紧兑了2/3袋的芥子茶(芥子茶是药食同源的茶饮，请在医生指导下使用），此方可以温化痰饮，先将就一下。

晚上睡觉时，果然出现了吞口水、呛咳这些症状。

当然，这个口水呛咳，没几声，因为是刚起的苗头，我就给摁下去了。他咳了十来声就睡着了。

第二天早上起来的时候，我又赶紧给他冲了一点芥子茶。他的咳嗽就好了。

胃空的时候，人是虚的。如果吃错点东西，就吃坏了。

声明，不是不能吃小番茄，就是空腹的时候，要小心一点。

有些人橘子吃多了也不舒服

有个老患者问我，范医生，我丈夫一直干咳。白天没事，躺下就咳，只有站着和运动的时候不咳。有没有办法啊？

我一听，桃子掉地上——熟透了。为啥啊？因为我得过三回。

她还漏说了一样，就是斜躺时也不怎么咳，可以把两三个枕头垫腰背上，斜躺着睡。

我赶紧对她说，你丈夫这应该是变异性哮喘或者过敏性咳嗽，需要先到医院确诊。

这种变异性哮喘我是治过不少，八成是和大量吃水果有关。像我自己，要么是吃水蜜桃发作，要么是吃猕猴桃发作，但我不知道她丈夫吃的是什么水果，便问她，她丈夫发病之前吃了些什么。

她说："水果啊，咳嗽之前，他天天吃一堆橘子，每天都要吃，疯了一样，每天买一袋，不知道跟这个橘子有没有关系？"

第二天，我问她上医院没有。

她回答我说，大半夜，就没有去，她丈夫喝了家里芥子茶（芥子茶是药食同源的茶饮，请在医生指导下使用），知道里面的成分可以温化寒痰，先对付了一下。喝完了，当夜能睡了，觉得轻松了，就没有去。

我劝她还是去医院确诊一下比较好。但是患者见症状轻了，就一天三次一次两袋地喝芥子茶。

我说，那好吧。我又叮嘱她，这段时间绝对不要碰水果，记得上医院。

几天之后我又问一下她的丈夫上医院没有。

她说喝了三天芥子茶已经好了，然后回老家去了，反正好了，就没有上医院。不过这段时间，一点水果也不敢碰。

其实变异性咳嗽有一个很典型的症状，就是躺下大概5分钟左右的时候，咽部会有瘙痒感觉，像有根羽毛在挠你的嗓子眼儿，会呛咳，还咳不出东西来；不过当你直立起来的时候，这种感觉就没有了。

只要有这种症状，那八九不离十就是变异性哮喘了，这病可以说是非常难治疗的。

总体病机，还是寒凉伤肺。

要健脾温肺化寒饮。

变异性哮喘的治疗

2019 年 9 月自治记录

到 9 月 21 日，我已经咳了五天。原本很轻的咳嗽，慢慢地拖得很严重。

这次咳嗽，还是老样子——痒，咽喉痒，气管痒。

我晚上睡觉，大概是张开了口，吸得空调凉气较多，早上起来，就觉得喉管发痒。

我曾经得过两次严重的咳嗽，一次是 2004 年，一次是 2013 年，都是这种咳，均耗时两个月才愈，让我终生难忘。

这种咳，没什么痰咳出来，要说没有痰吧，可喉咙还黏黏糊糊的。患了这种病，也不是总咳，一天都不怎么咳，可是要咳起来吧，又很剧烈，咳很久才有一点点透明的黏痰咯出来。也不发烧，也不鼻塞流涕。

这种咳什么时候发作？说话多的时候，吸入了空调冷气就开始咳。我原先没发现，后来发现一开车就咳嗽，因为前座的空调对着脸吹。

我还发现，只要一躺下，不到五分钟，气管就开始发痒，像有虫子在爬，中午开车回到家，吃完午饭后，本想躺下睡会儿，却因为总咳根本睡不了。

吃完饭后，喉间与口腔不停分泌黏液，这个黏液在气管流动的时候非常的痒，这个痒，让人非常难受，令人产生剧咳。

咳嗽的时候，不自主地把空气吸到了食道里，然后食道到胃里有空气梗着，怎么也打不出来，这团气顶得人直犯恶心。这时再一剧咳，腹压增加，就想吐，急急起床，跑去厕所，对着马桶，干呕，结果呕出来的，全是黏糊糊的痰液，眼泪鼻涕全流出来。

最后发现，如果戴着口罩，只要不吸入冷空气，少说话，就不怎么咳。

这头两天，我吃芥子茶后（芥子茶是由五指毛桃、山药、芡实、黄芥子、紫苏子、莱菔子、橘红等组成的方，健脾化痰。芥子茶是药食同源的茶饮，请在医生指导下使用；本篇文章涉及的药物和药方，也请在医生指导下使用），有点作用，明显已经好转。

后来我没在意又吃了个桃子，咳嗽就更严重了。于是我赶紧灸了中脘穴、足三里穴，才变得好一点了。结果，我当天又吃了五花肉炖酸菜（东北酸菜，我感觉比较凉），情况又加重了。还有一天，我中午去吃了顿韩式烤肉。

总之，我就是没有忌好口，这个咳就拖了四五天。结果就越来越重。

20日早上，我用了苓甘五味姜辛夏杏汤后，一早上没有咳，中午，我就换成了射干麻黄汤，然后咳嗽又加重了，到了下午，我又拟了个方子，赶紧煲了吃上，这才好转。22日早上又抓了一剂喝了，咳嗽才算基本上平静了，偶有一声。

用了这么多文字来讲这个咳嗽，这个咳是什么咳？是水饮咳。

这种黏痰，不像普通的痰，它是拉丝的，极黏，量还不是非常多的，很难咳出来，它在气管滑动会让人产生极难忍受的瘙痒感。人在躺下时，会发作性咳嗽。

这个水饮是怎么来的？

虽然我总让患者和读者忌口，可是我本人在夏天，买了五六箱桃子，而且好友还给我寄了一箱，还有很多患者朋友在门诊经常给我留下水果，不吃真是浪费了，吃了又不能怪人给我送吃的，毕竟这东西好吃且人家又是好意。

水果吃多了，吃出水饮了，平时它一般不发作，但当有外寒时，会勾动内饮，这时它就发作了。比如，张开口吸了一晚上空调风，遇到这种外寒就发作了。

那几天我明显地感觉自己的嘴巴发淡没滋味，胃里有气嗳不出来，脾胃是寒到了，中气本身也虚了，所以用不了射干麻黄汤，这时过用麻黄会拔了我的气，让我觉得气虚。最后我给自己拟的方子，是带补药的，方子如下：

白术30克，枳壳10克，苍术10克，厚朴10克，陈皮10克，党参10克，茯苓10克，法半夏9克，干姜6克，细辛3克，五味子6克，炙甘草6克。

气虚有痰——用六君子汤，健脾化痰。

胃寒不降、嗳气、呕吐——平胃散、枳术汤，健脾降气化湿。

水饮——干姜、细辛、五味子，温化水饮。

这方子吃下去后，麻麻的，气管的压力顿时下去了，我感觉到了春天般的温暖。

2020年8月自治记录

2020年8月1日早上，在诊室里被艾条的烟刺激到，下班的时候我就觉得喉咙有点像上火一样的感觉，喉咙像热也不像热，像疼也不像疼，像痒也不像痒，干干涩涩的感觉。

当时不是很在意，想着严重了到时吃点养阴利咽的药就可以了。

第二天醒来的时候，发现口腔中有一种抽完烟之后臭臭的感觉（强调一下吸烟有害健康，饮酒也是，我在毕业那年有过短暂的吸烟史）——喉咙、口腔都臭，但我还是没有特别在意，因为它没有让我觉得特别难受，仅是在喉咙有点异物感。我心里还是想着大不了就吃点玄麦甘桔颗粒。

过了半天，又觉得自己像是感冒，我就吃了杏苏散和甘露消毒丹，但是吃药也没能解决问题。

针对咽痒，我又开了止嗽散，想着，是不是外感风寒了，但是发现没有效，这不是外感，就是艾烟诱发的。

我就在想，这是咋回事呢？

回忆一下饮食，这几天吃了菠萝和大水蜜桃。

我这几年吃完这两样都有不舒服的反应，水蜜桃会让我气管分泌黏液而瘙痒；菠萝会让我口腔黏膜作痛，尤其是舌头，还会让我大便出血。

我的喉咙、气管越来越痒。

喉咙痒怎么可能不咳？

我白天一点都不咳，上班的时候偶尔被浓烟呛到了，会咳一两声。当时感觉不到什么，晚上，我刚躺下的时候也没事儿，但是躺到十几分钟到半个小时的时候，喉咙和气管就开始瘙痒了，这种瘙痒像是羽毛挠到喉咙和气管，会刺激到你弓起身子来呛咳。

半夜家人都睡着了，不想吵到家人，就想憋住不咳，可越想憋气，越憋不住，喉咙、气管痒特别难受，一定要咳出来。

我躺下入睡的时候咳，但真睡着了就又不咳了。

等到天亮快醒的时候，偶尔翻个身，突然喉咙就有蚂蚁爬过一样的痒，就又咳了起来。

这种情况持续了一个星期，导致我一直没睡好。

这期间我不是没有对自己进行治疗，统计一下，共吃过小青龙合剂、芥子茶、麻旋二虫汤、止嗽散、杏苏散加上干姜细辛五味子。

在第七天，当我试吃止嗽散合用杏苏散加上干姜细辛五味子这个大方子时，喉咙里感觉像有冰块在融化一样（没有凉的感觉，就一个比方，或者比喻成蜡烛熔化一样），喉咙不停地分泌极少量的薄薄、黏黏的白色黏液。痰不多，吐了一两个小时之后，喉咙完全不痒了，不咳了，就睡着了。天亮后，感觉到气管真就像冰块融化一样，开始有一点点痰液渗出来，这个痰液在气管里面稍微划动，就瘙痒，一痒我就咳醒，清醒之后又咳痰，起床后却像完全恢复一样。

我一边咳一边想，这喉咙怎么这个样子？感觉自己的气管就是一整个老冰棍儿，在慢慢融化，那个痰慢慢渗出，如果这个冰棍一天完全不融化，这个咳嗽一天不会停止，它就在你躺下的时候咳嗽，你站着的时候不咳嗽，这是什么？这一定是个水饮病。水饮具有流动性，体位改变让痰液流动导致咽喉或气管产生剧烈的瘙痒感而引起剧烈的呛咳。

用了"止嗽散合用杏苏散加上干姜细辛五味子"这个大方子后，喉咙那一块的"冰"先溶解掉了，就不咳了，喉咙也不痒了，但是"冰块"化后变成黏液往下流动，跑到气管往下一点点，到璇玑穴那个地方开始痒。

我从天突穴到璇玑穴段皮肤不停地拿起来捏，按照王居易老前辈的那种揲法，分筋拨层，一层层地捋肌肉束。又在天突穴贴上揿针。我捏了这个璇玑穴后，止痒了，就睡着了。

后来，我想当时治疗水饮要是用半夏散及汤就好了，思路打开了，脑中也将方子拟出来了。

我个人用的是半夏散及汤变方（半夏散及汤，我最早是给孕妇用的——孕妇不是不敢用半夏吗？我就用苏子替代，就是用桂枝、苏子、甘草三味药专门治疗这种喉咙痒，效果好）。

但我发现自己仅仅用这个方子的力不够，我觉胃气上冲非常明显，也制止不住，因为嗳气太多，也想干呕，便又加用了半夏厚朴汤，这个方子本是用来治疗梅核气的，而我这个情况咽喉异物感跟梅核气很像，是这个方的目标证。

我觉得加了半夏厚朴汤还不够，因为我的咳嗽是水饮咳，因此又用了苓甘五味加姜辛半夏杏仁汤来温化寒饮。

另外，我觉得应该再加个苓桂术甘汤。苓桂术甘汤是治疗水饮凌心的，但是心肺相近，所以我认为它对肺中寒饮应该也有帮助。

因此，我最终用的是半夏散及汤、半夏厚朴汤、苓甘五味加姜辛半夏杏仁汤和苓桂术甘汤，这四个方子合在一起用，方如下：

苏梗10克，厚朴12克，法半夏10克，干姜6克，茯苓30克，桂枝6克，白术10克，苏子10克，炙甘草6克，五味子6克，细辛6克，苦杏仁6克，甜叶菊10克。

其中加入甜叶菊是为了改变口感。

我吃了药后，到了晚上终于睡了整觉，没咳了。但是气管的"冰块"在一点点融化，痰液在一点点渗出，只要痰渗出完了，咯完了就不会再咳了。这个痰液怎么来的呢？是我没有忌口。我把从冰箱里拿出来的猕猴桃、西瓜、蜜桃、哈密瓜，雪糕冰棍等全吃到肚子里了，一部分就成了水饮，凝固在我的咽喉气管之间隙里。

吃进去的食物，饮食的精华，进入脾胃后，上输于脾，脾气散精，即饮食精华往上升到肺再通过肺布散到全身的。这是水液代谢的一个过程——生冷寒凉的东西，进了脾胃之后，肯定是上输于肺，这是一个正常的生理反应。就像好你买东西，在网上下单，是一定会通过快递运送到你的手上。但发的货物可以是正常的，也可以是损坏的，水饮就是坏掉的货件。

另外，肺的经脉起于中焦还循胃口到肺。意思是肺的经脉从中焦开始，然后环绕着胃口，再上到肺。所以，饮食到了胃之后，肯定是循着经络到肺的。

因此，生冷的食物能够通过经络走向往肺走的。如果一个人吃很多生冷东西，一点一点地在肺的气管中凝固了，凝成"冰块"，一点一点地变成水饮。

慢慢地，气管黏膜就会出现水肿。

气管黏膜水肿之后，肯定对这种刺激物有气道高敏反应。

戴口罩以后，它的发作频率就减少了，但是水饮必须化掉，不化掉它就一直会过敏咳。

化水饮，就是上述的四个方子综合起来用，当然我的情况比较严重，大概花了9天的时间才把这个水饮基本解决，剩下的就是要忌口了。

因为我吃的这个方子多是热药，会诱发一点口腔溃疡，并没有其他的很明显上火症状。于是我就坚持吃，哪怕出现口腔溃疡我也坚持吃，越吃这个药，口腔溃疡就越收，原来发了四五个口腔溃疡，后来只剩一个了——水饮化掉之后，火也跟着化掉了。这个原理就是火郁发之。细辛会发这个火，把火发掉了，然后剩还剩一个口腔溃疡在舌头上，但是也在收口。

口腔溃疡、口臭会让人误判为这是一个湿热之证，其实它是一个水饮之证。你只要把这个水饮化掉，这个咳嗽就好了。

从2003年到现在，我出现过4次这种气道高敏反应，我对这个病实在是深刻领悟。

这种类型的咳嗽，我吃小青龙合剂没有效果，因为小青龙合剂是针对外感型的；吃射干麻黄汤也没效果，因为射干麻黄汤是针对外感型的，而且是已经渗出很多痰液在这个气管的这种类型。我这个痰液没有渗出来，它只是以水肿的形式停留在咽喉气管之间，咳不掉的。

2014年，我吃了两箱猕猴桃，还有喝了很多醋饮料，最后引起了气道高敏反应发作。

2019年，我也吃了很多的瓜果，吃多了，胃伤到呕吐。

2020 年，这次没有呕吐，所以用的方与 2019 年不一样。

我回忆了下，每一次发作，都跟这些生冷瓜果相关，形寒饮冷则伤肺。

读完这两段自治后，我们来学习一个病名——变异性哮喘。以下是关于变异性哮喘的论述：

> 咳嗽可能是哮喘的唯一症状，主要为长期顽固性干咳，常常在吸入刺激性气味、冷空气、接触变应原、运动或上呼吸道感染后诱发，部分患者没有任何诱因。多在夜间或凌晨加剧。变异性咳嗽也称为咳嗽变异性哮喘（Cough variant asthma, CVA）又称咳嗽型哮喘（Cough Type Asthma），过去曾称为"过敏性支气管炎"或"过敏性咳嗽"或"隐匿性哮喘"。在 1972 年 Gluser 首次报道了该病并命名为变异性哮喘。咳嗽变异性哮喘是指以慢性咳嗽为主要或唯一临床表现的一种特殊类型哮喘。
>
> 在哮喘发病早期阶段，有 5%-6% 是以持续性咳嗽为主要症状的，多发生在夜间或凌晨，常为刺激性咳嗽，此时往往被误诊为支气管炎。GINA 中明确认为咳嗽变异性哮喘是哮喘的一种形式，它的病理生理改变与哮喘病一样，也是持续气道炎症反应与气道高反应性。

咳嗽可能是这类哮喘的唯一症状——回顾一下，我就是咳嗽。

变异性哮喘主要为长期顽固性干咳——按我以前的经历，每次咳嗽都达两个月以上，最后是我自治的，若不会自治，可能咳更久。

常常在吸入刺激性气味（艾烟、装修气味对我有刺激）、冷空气

（空调风，卧室的、汽车的、诊室的冷空气）、接触变应原（生冷瓜果，尤其是菠萝、水蜜桃、猕猴桃）、运动（跟女儿说话多或玩得大了）或上呼吸道感染后诱发，部分患者没有任何诱因。多在夜间（入睡后的十几分钟内，气管开始因水饮滑动而瘙痒引起咳嗽）或凌晨（将醒的时候，或翻身或起床，体位改变，导致水饮滑动而咳嗽）加剧。变异性哮喘的特点，你说我中了几条？万幸我是学的中医，万幸是我自治治出了经验来。

针对这种水饮导致咽、喉、气管的瘙痒，我们要把握住两个点。

1.痒为泄风。

要考虑这个风从哪来？如果是外风，用止嗽散就行了。可若是内风呢？

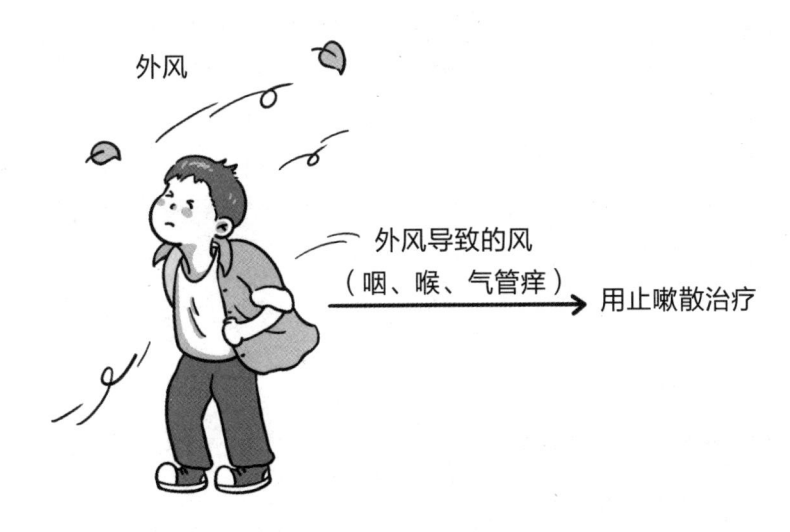

若是血虚生风，可用定风丹（何首乌、白蒺藜），鸡血藤亦有用。

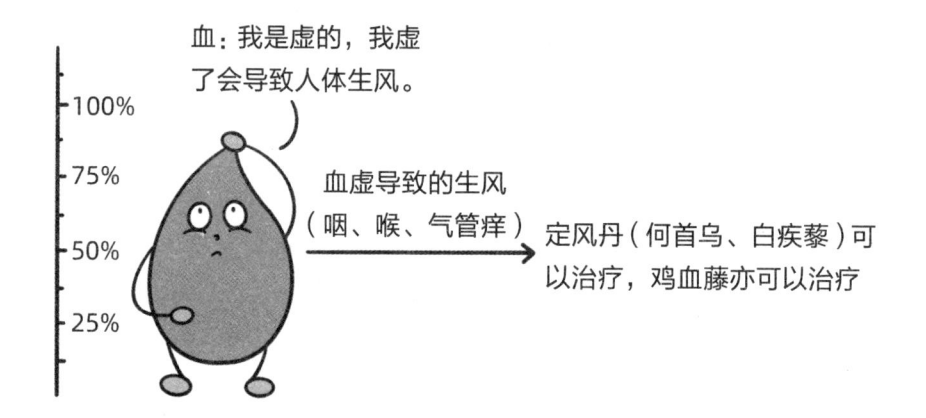

血：我是虚的，我虚了会导致人体生风。

100%
75%
50%
25%

血虚导致的生风（咽、喉、气管痒） → 定风丹（何首乌、白疾藜）可以治疗，鸡血藤亦可以治疗

若是阴虚生风，可用玄麦甘桔汤就可以。

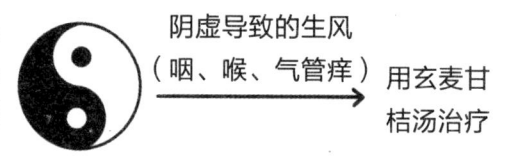

阴：你够100%，可是我不够100%，这就是中医说的阴虚。这种情况会导致人体生风。

阴虚导致的生风（咽、喉、气管痒） → 用玄麦甘桔汤治疗

2. 水饮划动咽喉而痒，此属物理性刺激（卡他症状）。

若是水饮，则要温阳化饮（可用苓甘五味加姜辛半夏杏仁汤），同时吃忌瓜果等生冷食物。

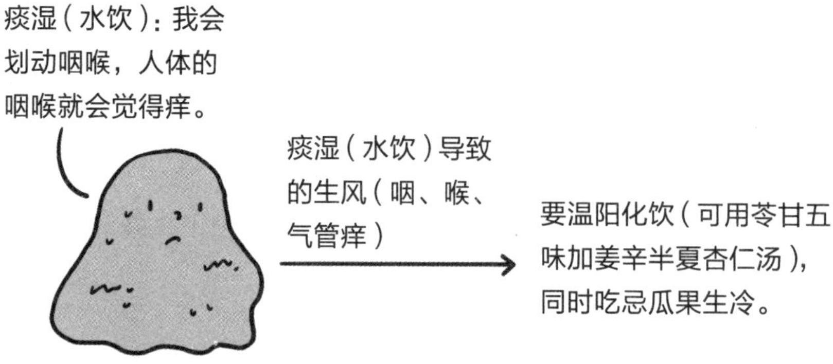

痰湿（水饮）：我会划动咽喉，人体的咽喉就会觉得痒。

痰湿（水饮）导致的生风（咽、喉、气管痒） → 要温阳化饮（可用苓甘五味加姜辛半夏杏仁汤），同时吃忌瓜果生冷。

智齿发炎引发上的呼吸道感染

2022年5月6日，临下班，同事小谢说智齿发炎，自己吃了几天药，不仅没变好，反而越来越严重，而且还总觉得累，现在总感觉烦热，全身就像冒火一样，咯黄痰。

我问他，哪里热？

他说，整个胸腔都觉得热，晚上好像还有点低烧。这期间一直在服用甲硝唑（请在医生指导下使用本篇文章涉及的药物和药方）、头孢、阿莫西林、布洛芬。

虽然我还没有完全掌握他出现这些症状的前因后果，但目前他所表现出来的症状确实是实热之证，他的病因定位在阳明，因为他是智齿所引发——牙龈问题找阳明。

咽是食管的上口，食管与大肠同属于广肠，即手阳明经。

喉是气管的上口，属肺系，归手太阴肺经。

咽与喉紧密相连，有问题会相互传导。

牙龈和咽都与阳明相关，阳明的热，可以由牙龈传到咽再转到喉入肺系，出现黄痰，气管发热。

我分析到这里，大体的对策就出来了。

胸腔的烦热是手太阴肺的痰热作怪，于是我选前胸正中线上任脉的璇玑穴透刺华盖穴、玉堂穴透刺膻中穴，这属于局部取穴，可透胸腔闷热。

肺有热，我常选鱼际穴。鱼际穴为荥穴，荥主身热，可透肺热。

源头在牙龈，我得治阳明，无论手阳明还是足阳明都要扎，本来我想扎手阳明二间穴，但是二间穴不好做温针，所以改选曲池穴。

至于足阳明经穴，我选内庭穴，内庭穴为荥穴，一样主身热，透阳明之热。

这几个穴位的统一思路，都是透热。

后来，我问他针灸完以后的感觉。

他说，扎针前最直接的感觉就是热。胸部闷热、胸口都是堵的，喉咙到气管都是干痒，不断地想咳嗽，鼻子冒热气、鼻塞，眼睛发胀发热，视线有点模糊，太阳穴感觉鼓鼓的，脑袋昏沉。扎针时的第一感觉就是看东西开始变清楚，不发矇。随后头脑的昏沉感开始减轻。烧完两轮艾条后，明显感觉到胸口发闷的症状好转，晚上胃口大开，到晚上胸口的火热感没有往外冒，胸口不堵，人轻松了很多。

为什么这么明显的热证，我却用温针呢？

很多人只想到艾有温的作用，却是忘了它还有通的作用。通就能散，达到火郁发之的目的，所以我在热证中也常用温针之法。

温针不是单纯的艾灸，还有针的作用，温针比纯艾条悬灸更具通性。

事后，我问他这牙是怎么回事？

他补述：

2022年5月1日，他觉得智齿周边有点肿，没有管它，以为是有点上火，当晚就喝了点酒和吃了些生冷辛辣食物，吃了焙的脆花生。（这就是吃出来的湿热之火，吃的不入阳明入哪里？）

2日，他起床时觉得右边扁桃体肿痛，能看出右边脸肿胀，张不开嘴，吞咽东西都很痛。当天开始吃消炎药。（这是湿热向咽移动）

3日到5日，去牙科清洗上药2次。期间智齿持续发炎，脸部疼痛点位置慢慢向相邻牙根扩散。夜间会伴低烧、牙齿抽痛，并出现感冒鼻

塞咳痰症状，多是浓鼻涕、黄痰。很难咳出。（这是明显的由咽向喉再入气管传导，病位有转移并发）

6日下午扎完针后，他又去了牙科清洗上药。清脓上药后，肿痛加剧。（我再针合谷穴温针而减轻）

7日早上起床，他打喷嚏，鼻流清涕，但胸口不闷热，没有昨天那种火热气往外冒的感觉。（这时，热已退，由于连续数日服消炎药，由热转寒）

到了9日，他精神十分疲惫，头也晕，仍有咳嗽。

我告诉他这该补补了，消炎药吃多了，人自然会累。

我给患者开方如下：

铁包金10克，龙利叶10克。（清肺痰火）

槟榔10克，厚朴10克，草果10克，知母10克，白芍10克，黄芩10克，炙甘草6克。（除大肠湿热）

葛根30克。（透阳明热）

骨碎补10克，女贞子10克，旱莲草10克。（止牙痛）

太子参15克，麦冬10克，五味子6克。（补气阴）

共开了三剂，水煎服，日一剂，早晚分服。

患者吃中药后就不再吃消炎药了，发炎智齿的牙龈肉漱口或者不小心咀嚼到东西会有一点痛。上边太阳穴按压也有点酸痛。牙也已经消肿了。

三剂中药吃完，患者整体感觉好了有七八成，头晕好了很多，感觉体力恢复。有白痰和浓白鼻涕，比较黏，但都比较容易排出。

嘱原方再服三剂收官。

第七章 肾系

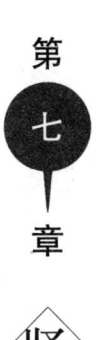

尿频、憋不住尿、尿床的治疗

看到一则消息，据统计，全球女性尿失禁患病率接近50%，其中严重尿失禁约为7%，而有一半约为压力性尿失禁，而我国的患病率基本与此相当。

看到上面这则消息时，我真的有点惊讶。虽然平时也治过一些漏尿，但我从没有想过发病率会这么高。

我今天是想从尿频的角度去讲，漏尿跟尿频不太一样，但又有共通之处。

很多人以为尿频是肾虚引起的，但这种想法其实并不全对。

引起尿频的因素可以大体分为以下几个方面。

第一个因素是冬天。

冬天天气寒冷，毛孔、皮肤的毛细血管都收缩了，热量无法大量从体表耗散，而是从体内往肾这个方向走，最后被尿带走。

这个不需要治疗，冬天尿多是正常的生理反应。

病理性的尿频，常见于在寒凉的气候环境中受寒，导致膀胱气化不足，可以用五苓散来调节排尿的问题。

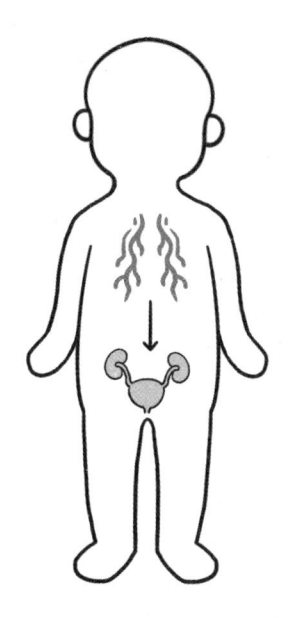

热：天气寒冷的时候，毛孔、皮肤的毛细血管都收缩了，我无法大量从体表耗散，我从体内走，往肾这个方向走，然后我被尿带走。

第二个因素是精神紧张。

人一紧张感觉膀胱受到压迫，括约肌也失去控制，就出现了尿急。

紧张的状态会出现尿急，其实是因为肝风内迫。肝风就是肝气，它会全身窜，窜到了膀胱压迫了膀胱，人就有尿频要憋不住的感觉。

膀胱：肝啊，你的肝气，它会全身乱窜，窜到我这里就会压迫到我，我就有尿憋不住的感觉。

肝：我也没有办法啊。主人一紧张，我的肝风就来了。

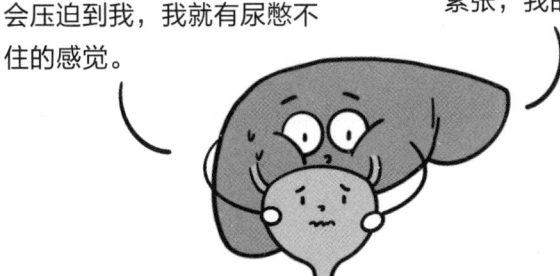

有一些小孩子一紧张就会有尿频。有这种问题的人，要锻炼应对事物的反应能力，就是看你能不能做到泰山崩于前而色不变。

假如一个人因长期处于精神紧张、焦虑高压的环境中，导致膀胱总有压迫感，可能需要有一些疏肝解郁的药物。比如，柴胡加龙骨牡蛎汤（请在医生指导下使用本篇文章涉及的药物和药方），或者逍遥丸、丹栀逍遥丸、四逆散等。

第三个导致尿频的因素是尿路感染，也就是下焦膀胱湿热、湿热下注，导致出现膀胱刺激症——尿频、尿急、尿热、尿痛，甚至有的还尿血。

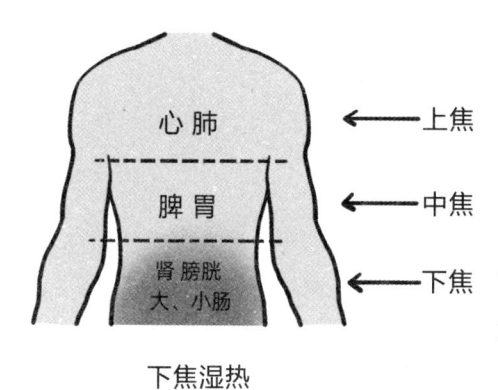

上焦和中焦：下焦，你的湿热和我没关系的。

下焦：湿热是我自身产生的，这种情况是下焦湿热。

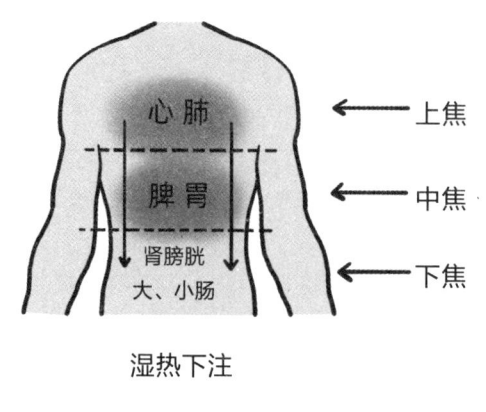

下焦湿热

上焦和中焦：下焦，你的湿热是我们造成的。

下焦：我本来没湿热，湿热不是我自己产生的，是中焦和上焦的湿热侵袭到我这里了，这种情况叫湿热下注。

湿热下注

这种较急的病，相对比较好处理，比如说单纯是湿热下注了，我们就用四妙散，如果说是伴有阴虚，同时下焦湿热的，我们就用猪苓汤。

2020年春季，我治疗了两例患者，他们总是有小腹下坠的感觉，伴有尿尿的时候总是尿不完。

广东的开春，是回南天，天气潮湿，可是广东又是南方，温度也不低。于是就形成了湿热。不是只要湿热，我就只用中药，有时我也会用温针的方法。效果也非常好，比如以下这位患者在扎完针后四小时给的反馈：

"近一周总觉得下腹酸胀、坠胀，因为家人大病，总忧思过虑，这种感觉越发严重。泌尿系统总觉得不大顺畅，有酸胀感。

"今天扎针，在肚子下方最后一针。刚扎时，感觉尿道一紧，偶有刺感，肚子经过温针后渐暖，过程无酸胀感、很平和，倒是脚和手酸感强烈。

"和朋友在外吃饭聊天两个多小时后回家，期间除了地铁走路，其余时间坐着，回家后发现，小便前刚坐下，液体控制不住就排出来（白带？积液？尿液？分不清楚，但是呈白色，遇水不化似有沉淀），排出时跟白带排出感觉不同，因为从尿道排出来的，之后通便和尿感比之前舒服，恢复正常，之前感觉总有不尽的感觉。身体稍感轻松，人比较暖。"

第四个因素是气陷。

患者的膀胱括约肌松弛了，导致患者不能兜住尿液，这叫气陷。

这种情况需要把患者的气往上升，气升上来了，患者的尿就不会往下掉。这类患者一般要补脾，比如用补中益气汤、聪明益气汤，主要是由党参（人参）、黄芪补气，把这个尿兜住。一般气陷引起的尿失禁，常伴有跳动和咳嗽时出现尿失禁。

这种病症，往往出现在产后的妇女身上。

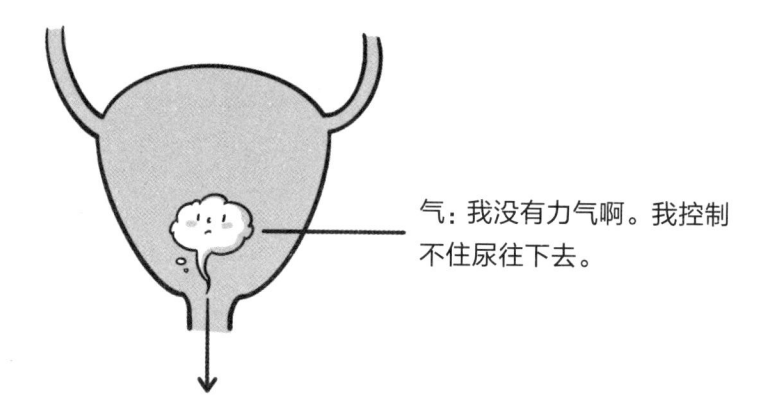

气：我没有力气啊。我控制不住尿往下去。

第五种是肾虚导致的尿失禁。

肾虚导致的尿失禁在老年人群体里比较常见。除此之外，还有腰酸，尿不尽，尿得滴滴答答等症状，这些都是肾亏的表现。我们常用的药有济生肾气丸、金匮肾气丸、缩泉丸等。

我以前治过一个帕金森的患者。他同时患有前列腺增生，不仅尿频，而且他的尿总是滴出来沾在内裤上。他住的屋子里弥漫着一股尿臊味。我用巴戟、菟丝子、仙灵脾等给他补肾。补了一段时间之后，屋子里就没有尿臊味了。没有尿臊味，证明给补肾补对了。

产后妇女也常有这种症状。

小朋友尿频（尿床）的问题

我这几年治了很多尿床的小朋友，他们大体分为三个类型。

第一个类型就是膀胱功能下降。

这种就是括约肌没什么力了，夹不住尿，一会儿挤一点儿，一会儿挤一点儿。尿出来的尿不黄，也不骚臭。

这种情况常见于感冒后。治疗感冒时过用发汗药或过用辛凉药，伤了足太阳膀胱经的阳气，从而导致膀胱气化无力。治疗这种类型的尿床，我用得最多的就是五苓散了。五苓散里的桂枝能祛膀胱经的寒气，茯苓、猪苓、泽泻给祛膀胱经的水气，白术能健脾，因为脾主肌肉，所以服用白术能增加括约肌的力量。

第二个类型就是膀胱湿热。

这种尿频多半伴有感染。这种类型患者的尿多半是又少又黄还有骚臭味，而且伴有尿热、尿痛。

出现这种类型的尿床要么是尿不湿捂的，要么是吃的东西（如果母亲体质湿热，母乳也会湿热）湿性大热性大，吃成湿热下注。针对这种情况，我用得最多的就是四妙散，还有车前草、茅根、小蓟三味药的小方子。如果还兼有阴虚，如口干舌燥，舌苔剥落，我就改成猪苓汤。

第三个类型就是每一泡尿都很多，很清。

这种类型的尿床多半是因肾阳不足引起的。

小朋友吃凉东西多了，比如经常吃西瓜，或者家里给炖的性凉的糖水，如雪梨川贝汤、绿豆海带汤等，天天吃，一吃就小半年，很容易把阳气给浇灭了。

这种情况，我就用水陆二仙丹。水陆二仙丹由两味药组成。一味是金樱子，能固精缩尿，涩肠止泻，用于遗精滑精，遗尿尿频，崩漏带下久泻久痢。金樱子是一种野果也是中药，但不能生吃，普宁地区的人，喜欢把它做成金樱子膏，用来补肾。另一味药是芡实。芡实常用于治疗遗精滑精，遗尿尿频，脾虚久泻，白浊，带下。

金樱子、芡实各10克，煎一碗水，加少许盐，送服，有益肾滋阴、收敛固摄之功。用于治疗男子遗精白浊、女子带下，以及小便频数、遗尿等症。

这种情况的尿床，也可以用桂附地黄丸。

筋扯着疼可能是肝肾不足，慢慢补才能好

2019年11月，我母亲来了深圳。

她来的时候脸色不好，显得灰、黑。

她的左腿委阳穴旁边的那根筋疼，也不是特别疼，就是扯着，影响睡眠。

她在老家的时候，我给她开过几次药，但效果不怎么好，有时也让我妹给她扎几次针，扎了能顶一两天，然后又反复。就这样持续了大半年。

这次她从老家来深圳，我给她温针灸也没效。

我寻思着肝主筋，这个筋缩着才会牵扯感觉，肝肾不足，就容易出现这种情况。于是我给她补肝肾。我让她轮流吃毓臻天禧膏[①]（请在医生指导下使用本篇文章涉及的药物和药方）、毓臻桃嬿膏（见第一章）、毓臻青果膏[②]，因为她睡不好觉。这三样膏轮吃着，她的睡眠渐渐好

[①] 毓臻天禧膏方，作者自拟方，组方为枸杞子10克，芝麻10克，桑椹子10克，覆盆子10克，人参10克，茯苓10克，山药10克，芡实15克，莲子10克，黄精10克，肉豆蔻5克，益智仁10克，鸡内金10克，核桃10克，鱼胶打粉30克，黑豆30克，麦芽10克。请在医生指导下使用本方。本方成品不可替代药品。详见范怨武著作的《痰湿一去百病消》。

[②] 毓臻青果膏，作者自拟方，组方为玫瑰花6克，玳玳花6克，桑叶10克，菊花6克，余甘子10克，青果10克，牡蛎10克，芝麻10克，枸杞子10克，桑椹子10克，酸枣仁10克，木瓜10克，百合10克，麦芽10克，黑豆10克，鸡内金10克。请在医生指导下使用本方。本方成品不可替代药品。详见范怨武著作的《痰湿一去百病消》。

转了。

我母亲在深圳住了一个半月，天天吃三样膏，她精神也好了。但是她那个筋一直在疼。

我寻思这是因为补的时间不够长，她这个年龄了，身体亏损得像个无底洞，肾精亏的人，你得填她的肾精，一直不停地补。

她很着急，老跟我诉苦她的难受。

她吃到了一月份的时候，筋没好，但是她脸色好了。

这症状改善速度很慢，我母亲的性格又很急，吃几天她要是觉得没立竿见影的效果，她就觉得这个东西没效。

哪怕她是范医生的亲生母亲，她也不能理解病去如抽丝，她就想病马上好，最好吹口仙气就好。

只要是患者就会着急，想早点好，我怎么劝都没用，我说你这个不可能那么快好。

我都劝到冒火，天天给她举例子，谁腰痛吃了一年，谁膝痛又吃了一年半，这个虚损病人，最常见的疗程，你就给我吃，天天吃。

她回老家过年，我就给她寄了一大堆药回去。

又过了一个月，我问她情况怎么样了。她说还是牵扯痛。不过原本干裂的脚后跟，死皮全掉了，变光滑了。我就觉得她是肾亏没错，我就不信了，接着补，有个叫龟鹿补肾丸。因为我一般看腰疼，很喜欢开鹿角霜、鹿角胶，这个药丸有鹿角胶，就让吃。

她不想煲药喝，我说你吃中成药吧。

她说不想喝汤药，就吃药丸吧。

她又跟我讲，那个谁以前腰痛的时候，我曾经让患者吃龟鹿补肾丸，吃了两盒就好了。怎么到她这里，吃了一盒连水花都见不着，说补肾丸没用的。

我说，别人吃两盒就好，那是别人底子比你好啊。

我说，怎么没用啊，你吃的不够，补肾就一定要坚持。

我就在网上给她买了一箱那个龟鹿补肾丸，我说你就吃吧。直到她吃了两个多月，我打电话问腿怎么样了，她说轻多了。

我母亲前前后后已经补了小半年了。这个补肾、补筋就需要漫长的时间，才能见到效果。

但是你首先判断要准。她的筋缩起来，我认为肾精不足，肝血也不足，筋收缩了——我了解我母亲的体质，她以前脑梗过，补过一段时间肾。

人到了精亏的时候，其实就是要靠药吊命，长期调养。

一般像足跟干裂和足跟痛，我常从肾虚来治，常能见到意想不到的效果。而面灰黑，是肾色。所以我坚持给我母亲补肾。

而补肾需要的时间，尤其漫长，一般人不易坚持。到现在我母亲也没有完全好，但是已经见到了效果，就有了坚持下去的信心。

龟鹿补肾丸，是一款常用的补肾药，乡下农村妇女肾精虚损其实非常常见，给腰痛的妇女开这个药，尤其是逢年过节回老家时，有人来问诊，我都尽量开中成药，有利于患者坚持。

认准是虚的，一定要坚持。

我母亲吃这些补药，有时也上火，牙痛这些，我就让喝点葆通茶清一下肠胃，或者我爸在老家也会给她开一些滋阴降火的中药熬来喝。等喝完了牙不疼了，再继续补。

2020年3月到2022年11月，母亲未再说筋痛了，可以说已治愈。

容易闪腰，往往是肾虚造成的

2021年3月，岳母在家里弯腰捡东西时突然闪到腰了。我要是守在她身边可以给她针灸，或者掐人中或眉头，这对于急性的腰扭伤还挺好用的。

但是岳母人在东北，而我在深圳，所以我只能试试别的方法。

妻子问我能不能吃药，我说可以吃药。

妻子又说能不能一边吃药一边去附近比较出名的推拿那里做一个推拿，两个方案一起来，好得快点。

我说都行，我先开一个方子吧。

治疗急性的扭挫伤，首先要考虑的就是气滞血瘀，要行气活血。第二个考虑的是老年人年龄大了筋骨松了，要补肝肾强筋骨。

年龄大的人筋骨松了，容易反复扭挫伤，若只盯着治扭挫伤，仅仅去推拿针灸，就算治好了还是容易犯。

因为筋骨松了，筋没有耐力，骨不能支撑，结构不稳定，就容易扭挫伤，就像家里家具的柜门总关不好或打不开，你不把合页螺丝拧紧了，这次关好了，下次还是关不好。

所以，闪腰是标，肾虚是本。

于是方子就出来了：

补肝肾——杜仲（请在医生指导下使用本篇文章涉及的药物和药方）、牛膝；行气活血——当归、丹参、鸡血藤、元胡；柔筋——白芍、赤芍、甘草（这个是芍甘汤，可治疗抽筋、肌肉痉挛）。

原本行气活血，我想用活络效灵丹（当归、丹参、乳香、没药[1]），这个方子我用了十几年了，对于这种全身无论哪里的外伤造成的肿痛，效果都非常好，但是考虑到乳香和没药味道太难喝了，又有部分人对这个过敏，喝了全身瘙痒，于是就去掉了，我又加鸡血藤活血养血，元胡有行气的作用而且能止痛。

就是这么一个极简单的平平无奇的方，标本兼治。

岳母当天喝了腰就见轻松了。这一看腰松快了，也就不去找推拿了，接着把药喝完，她的腰一天比一天好。

---

[1] 没（读墨）药，中药名。为橄榄科植物地丁树或哈地丁树的干燥树脂。分为天然没药和胶质没药。常用于胸痹心痛，胃脘疼痛，痛经经闭，产后瘀阻，癥瘕腹痛，风湿痹痛，跌打损伤，痈肿疮疡等病症的治疗。

第八章 妇科

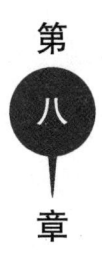

营养不良居然引起了外阴瘙痒

2020年9月初，看了一位患者，说是外阴瘙痒，她那会儿刚怀孕，不太好用药。她平素就头晕，又曾经出现过两次胎停。

我觉得她这种症状很不好用药。她这种情况胎容易滑掉，于是我婉拒了。

但她仍坚持要服药治疗外阴痒，并说出现什么情况的话，她自己负责。

我说这很难同时照顾到胎儿。但我会尽力治好外阴瘙痒和安胎。沟通到位了以后，我就开始给她开方。基础本就不牢，怀上也可能托不住胎，这又伴有外阴瘙痒，实在不好用方。

我第一次给她开的是四君子汤合寿胎丸（请在医生指导下使用本篇文章涉及的药物和药方），先把胎给保住，毕竟她前面曾有两次胎停。

我又再加了少量的祛湿止痒药。我也不敢多开，只给她开了三剂，先探探路。

事后她没有再来，隔了快两个月的时候她又来复诊，说胎流掉有一个月了。她没有休养好，现在一吹风就骨头痛，汗出得止不住，有时一阵一阵的潮热，入睡很困难，这个就跟坐月子没坐好一样。

她现在是肾精亏虚，厥阴风动，风阳外泄，卫气又不固。我给她扎太溪穴、合谷穴止汗，加上给她扎关元穴，这个穴可以纳气归肾。

我又给她开了加归脾汤合龟鹿二仙汤，再加上桑叶、栀子、丹皮、茺蔚子。

隔了十来天,她再来第三诊,症状有所改善。

第三诊时,患者仍然以外阴瘙痒为主诉,外阴还起皮屑,稍红肿,舌质淡嫩,脉是沉微的。在我看来,患者小产后气血大亏、冲任损伤,外阴瘙痒只是一个非特别重要的症状,所以我不会主要考虑这个外阴瘙痒的症状,而是给她调补冲脉和任脉。

具体我是这么分析的,一是基于她前面有滑胎史,肾气本就不固,二是我曾经治过外阴营养不良出现的瘙痒,用的是补法。我认为这个时候要补奇经八脉,而奇经八脉隶属于肝肾,故一定要补肝肾。普通的药很难入奇经,这时只有血肉有情之品才行。

患者:我的外阴瘙痒,吃了很多消炎药都不好,这是咋回事?

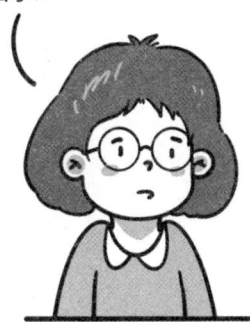

范医生:你的外阴瘙痒,是因为营养不良造成的。吃消炎药是没用的。

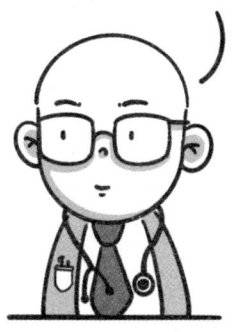

于是我就给她开了龟鹿二仙汤,鹿角胶6克,醋龟甲10克,生晒参10克,枸杞30克,又加了鸡血藤15克,就五味药,开了一周。

第四诊的时候,患者说是症状改善不明显。我坚持认为患者是虚证,一定要补,又让患者守方,再加鹿角霜15克进去。

因为临近过年,我就叮嘱说,如果没有什么不舒服就坚持吃。她问我说自己有阿胶可不可以一起吃。我说可以。

患者第五次复诊的时候,距离第四次就诊已经过了三个月,也就是说，这中间她吃了三个月这个方子。她很开心地说，这个瘙痒好了七八成了，而且以前偏瘦，现在增重了14斤，由104斤长到了118斤左右，看着也不胖。她很满意。

我说那有效，就一定要守方，再接着喝。她说，庆幸中药效果好。

我说，这是你的缘分，同时也是我的缘分，看得好是运气。刚好我治过这病，刚好你又信中医，所以是运气。

治她这个病，我其实没有多大的成就感，可是最后面她这句话让我有一种无法言喻的欢愉，原来在无心插柳之中，我也影响着一些人的人生路线。

肝气郁结会造成乳腺增生，痰湿也会

奶栗，这是古代一个病名，就是现在常说的乳腺增生，因乳房摸起来，常有摸板栗的感觉，所以叫奶栗。

乳房异常发育，在中医对应的病名，叫乳疬。

这栗字和疬字同音，可真有意思。

这里说说乳房异常发育的情况：男、女儿童或中老年男性在乳晕部出现疼痛性结块，称为乳疬。其实这个摸起来也像板栗。

我已经忘了第一次治乳疬是多久之前的事了，先是一个成年男性，年六十，急躁易怒，左侧乳房肿起一个硬节，我用小柴胡汤（请在医生指导下使用本篇文章涉及的药物和药方）和消瘰丸给他治疗，该患者服药十四天后乳疬消了。

后来是一位朋友的女儿，她还没有到发育的年龄但出现乳房肿起，我还是用小柴胡汤和消瘰丸治疗。她服药十四天，但一个月后才消退。

我用这个组合，治过乳疬将近十例，效果都还挺满意的。这种病一般都常见于肝气郁结，没错，就是气的。但也有误食含雌激素的药、食物所至。比如幼女患病，应排除卵巢肿瘤所致，以及垂体的病变。

2021年1月，我治过一例约7岁的小姑娘。她爸爸是某医院五官科的医生，但是能让她女儿来找我看中医。我觉得这一点挺好，没有门户之见。

其实我对西医的生理病理也学得很认真，有很多可以借鉴学习的地方。比如她女儿的病例，乳房肿大5周，家长一来就说是排除了是自身的发育，之前做过内分泌轴的分析，是外源性的原因，就是在发病之前，吃了一个多月的蜂蜜（或者蜂王浆），病因非常明确。

但是作为西医的父亲，似乎没有发现好用的西药，于是母亲带孩子来找我治疗。在我看来，患者就是吃的，先把其他原因给排除了。

由于惯性思维，我用了小柴胡和消瘰丸，一诊服了十剂。按经验十剂一般会开始缩小，她却没有反应，我有点不信，再开十剂。复诊还是没有反应，经验主义害死人。

我痛定思痛，这个病是吃出来的，不就是食积吗？食积就是在胃，胃的经络不就是直穿过乳房吗？食积化而为痰，就变成了痰核留在经络，随气而上升到了乳房，就长了个肿块，这是痰火在乳房。

胃：我的经络会经过你（乳房）。

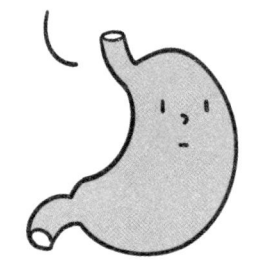

乳房：如果你（胃）有食积，食积就会化成痰在你的经络——你的胃经会直穿过我（乳房），而痰随着气而上升到了我这里，就会形成肿块，这是痰在乳房。

治这个肿块，就要有最少两个思路一个是化痰，一个是降胃。

化痰好办，用消瘰丸。

降胃呢？一般情况下，会用厚朴、枳壳之类，但我就是有点逆向思维，要降胃，就先升脾，选方——升阳散火汤。把脾升起来了，胃自己就降了，痰就会降下来，然后被化掉。

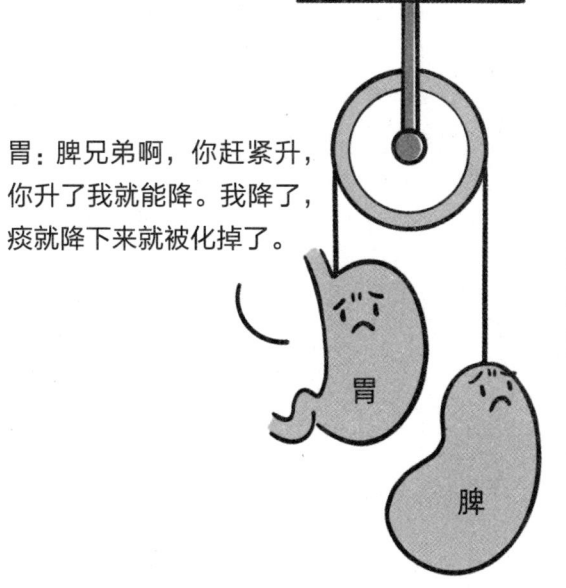

胃：脾兄弟啊，你赶紧升，你升了我就能降。我降了，痰就降下来就被化掉了。

脾：我也想升啊，不过需要主人吃点升脾的药物才行。

　　而且，这个肿块肯定有伏火，要散掉——"痞坚之处，必有伏阳"，就是说肿块的地方，里面往往包含着火毒，要散掉，肿块就会消。你可以联想到弥漫性的扁桃体肿大，平时不痛，但是却有火毒，一有点风吹草动就化脓。升阳散火汤正好可以散肿块里的火毒。

　　第三诊开始，我让她服升阳散火汤和消瘰丸。

　　十天后，患者的肿块开始松软。

　　原先的大便干结，也转为稀软，果然脾一升、胃就降。

　　第四诊时，右边的肿块已经摸不太到了，剩左边的。我在上方的基础上再加养胃阴药，胃得润才能更好地降，乳房属胃经，上面的肿块要降下来。

　　第五诊时，就基本上两边都摸不到了。

　　所以，治这类病时，还是要先分析一下原因，如果是气的，那我第一诊的方案就应该奏效了，但到了第三诊，我才反思是食积化痰上升至乳房成为肿块。

子宫内膜息肉一例

2017年1月，患者因为月经淋漓不尽来找我——患者上过节育环，有巧克力囊肿，月经点滴难尽，痛经。患者的舌尖一直有瘀点。

我给患者用过少腹逐瘀汤（请在医生指导下使用本篇文章涉及的药物和药方）加味，囊肿有缩小，但一直在。患者觉得中药难喝，坚持不下去。2017年8月做了剔除手术。

患者做完手术后腰痛。我用杜仲、牛膝等补肝肾强筋骨的药物给她治疗，她的腰痛好转。

她体虚反复感冒，我转用独活寄生汤加味，她的腰痛好了，体质也增强了。

因为她做了手术，需要吃激素，以便不让月经来，她因此闭了半年的经。按说停用激素后月经会来，但是月经一直没来。

于是我在2018年用了脾肾双补的方法给她调月经，慢慢地，她的月经恢复了，但是仍有痛经。哪怕她做过了手术，她仍然痛经，每次来月经都有大量血块，而四肢关节还作痛，月经结束了关节就不痛了。

通过补血和补肝肾，患者的关节不再痛了，但一直痛经。因为中药难喝，就停了。

转眼到了2019年中，患者的月经周期缩短到19天来一次，而且一来就十多天。她的舌尖一直有瘀点。我以归脾汤合震灵丹加减给她调理半年。她的情况时好时坏，总体精神向好，后来她又停药。

到了2020年9月，她体检发现子宫内膜长了息肉。B超医生说有三四个，大的有 4mm×3mm。她是在月经的第三天查的。我仍以归脾汤合少量活血补肾药调治，但是她不怎么服药，一月服 7 剂左右。这次我以给她针灸治疗为主，每周给她扎针一次，取穴不过是常用的普通又平常的穴位，如关元、气海、血海、足三里、三阴交、太冲、太溪等穴，通过这些穴位调补肝脾肾。

我就这样给她扎了快四个月，患者去 B 超复查之后，医生说是息肉没有了。我看了她报告说不对，上次子宫内膜是 8mm，这次子宫内膜才 5mm，是不是不同月经间期照的？受激素的影响？

她说，不是的，都是在月经期第三天出着血的时间照的。B 超医生说，出着血的时候照的是最准的，而且内膜越薄照得越清楚。

我不太懂 B 超原理，但是按这个说法，针灸应该是见效了。

我治崩漏有个相对比较固定的针灸穴位，即血海、足三里、三阴交、太冲、太溪等穴，通过这些穴位调补气血及肝脾肾。

我治疗崩漏时并不追求马上止住血，但经过一两个月的针灸治疗，流血常会缓缓止住。

当然这个配穴处方是相对固定的（不是绝对用这个原方），有时会加穴，如加大敦或隐白、关元等穴，要随证加穴或减穴。

整个医案看下来，好像我就给她扎了三四个就月好了。其实并不是的，她从 2017 年 1 月开始接受中医治疗。尽管是间断性的，到了 2021 年 1 月的时候，整好治疗了三年。

功不唐捐，她以前的服用中药也起到一定的作用，补好了经气，针起来才能比较快见到效果。

平常看起来，可能不经意吃那么点药，但是点点滴滴的坚持，最后就打牢了基础。这就跟人生一样的，你不知道哪一天，你以往所学就派上用场了，用心生活，生活也会用心回报。

治疗子宫肌瘤一例

患者是 2021 年 6 月发现的子宫肌瘤。

她在 7 月份找我看耳鸣，当时并没有直接说要治子宫肌瘤，毕竟也不是很大。她 2019 年因为咳喘 7 个月，精神极度匮乏，当时以桂枝加厚朴杏子汤（请在医生指导下使用本篇文章涉及的药物和药方）加补气药治愈。

她后来常年咽部有痰，要清嗓子，我以参苓白术散、香砂六君子汤、参芪丹鸡黄精汤、上焦宣痹汤等穿插加减调理，日见轻松，但未断根。

这次耳鸣，我以"牛肉味二至丸合桑栀丹蔚汤"调治，耳鸣转轻，咽异物感也明显缓解，但本方偏清，而患者以亏为主。患者后来考虑到想要怀孕，于是转治子宫肌瘤。

患者耳鸣，我考虑到要补肾，肾开窍于耳。于是我以养精种玉汤为主方。一方面本方本就是备孕良方；一方面我将其中地黄的量，用到 60 克，大力补肾，顺便治耳鸣。

再一方面，《神农本草经》说地黄可以逐血痹，也就说是，地黄是可以活血的，而不仅是我们平常所理解的养血或凉血，它还有活血的作用，我也认为可以治子宫内的瘀血，如子宫肌瘤、内膜息肉。

关于活血，贵州名医石恩骏老先生有所论述。他也用地黄活血——他用四物汤治子宫肌瘤。

我近十年来，习用养精种玉汤，所以就用这个方子。

养精种玉汤的组成为：地黄、当归、白芍、山萸肉。

四物汤的组成为：地黄、当归、白芍、川芎。

两个方三味药相同，一味不同，养精种玉汤用山萸肉，四物汤用川芎。

当患者偏于肝肾不足时，我就用养精种玉汤。

牛肉味二至丸对于她的耳鸣有效，已提示她肝肾亏虚，她想要备孕，再加上她近来又有月经先期①，而且月经过后，极度乏力。我还是给她补肝肾为主，开方如下：

生地 60 克，山萸肉 30 克，当归 10 克，白芍 10 克。（此四味名为养精种玉汤）

黄芪 30 克，仙鹤草 30 克。（黄芪合仙鹤草补气补力，因为她有月经先期的问题在，又经后乏力）

土鳖虫 10 克，益母草 10 克。（此两味药以活血化瘀为主，属专药）

十五剂，水煎服，日一剂，早晚分服。

另外，我让她用水蛭打粉装胶囊，每天吃一粒，一共 15 粒，可以吃半个月。

我告诉患者，如果她吃了药方无不适，可以自行再抓了接着吃。

患者隔了一个月来复诊，说是子宫肌瘤小了一点。我看了一下报告，子宫肌瘤小了一半，比我预想的要快很多。她的耳鸣也明显好了很多。她最近有点着凉鼻塞，清嗓子又加重了，我就加了点化痰药。

生地 100 克，山萸肉 30 克，当归 10 克，白芍 10 克（这次再加强补肾又活血），黄芪 30 克，仙鹤草 30 克，紫苑 10 克，土鳖虫 10 克，益母草 10 克，桂枝 10 克，炙甘草 6 克，干姜 6 克，大枣 10 克，柴胡

---

① 月经先期，中医病名。是指月经周期提前 7 天以上，甚至 10 余天一行，连续 3 个周期以上者。也称经期超前、经行先期、经早、经水不及期等。

10克，厚朴10克，苏子10克，茯苓10克。

十五剂，水煎服，日一剂，早晚分服。

水蛭胶囊15粒，每天一粒。

又过了二十多天来复诊，患者的B超上找不着肌瘤了，她不死心，做了两次B超，还是没有找到。

患者说，她说吃了前面的药，没有耳鸣了，精神好了非常多——精力，有精才有力，补了肾自然就有了精。

我考虑到还有纳氏囊肿之类的，接着用方观察。

平常治疗子宫肌瘤没有这么快的。我想来想去，效果好，还是跟大剂量用地黄有关。有兴趣的读者可以读读《石恩骏临床经验集》，从中学习经验。感谢石老经验的无私公开。

> 石恩骏前辈的《石恩骏临床经验集》书中讲到大量用地黄，对治疗子宫肌瘤效果好。

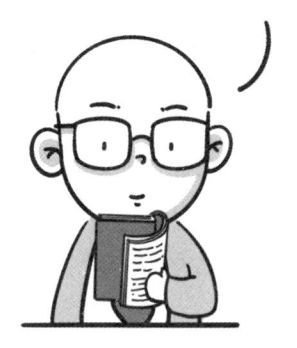

虽然我跟石老用的方子不一样，但思路是有所借鉴的。

至于用水蛭打粉装胶囊治肌瘤，这个我在刚上学时就会的，后来在2010年又去肇庆跟我朋友佟婕的外婆曾老大夫学习，晚上到曾大夫家，看她用月饼盒子装了半盒粉，又用胶囊一粒一粒地装起来。

老人家告诉我，她每年都会装好多胶囊，就是专门用来治子宫肌瘤的，效果还不错。

> 我曾去朋友佟婕的外婆曾老大夫那里学习，她告诉我水蛭打粉后装成胶囊，用来治子宫肌瘤效果很好。

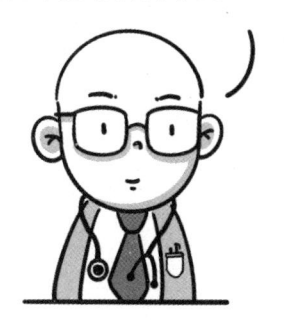

考虑到水蛭是破血药，爱好者看了，也不要盲目用，单用的话，还是怕伤身子的，一定要学会在复方中使用，要有扶正的药在。

这种情况的妊娠糖尿病，可以用中医治疗

2019年9月底，我接诊了一位患者，她是双胞胎剖宫产后7个月后，妊娠糖尿病一直没好。餐后两小时异常，我忘记了具体多少数值。除了这个问题，她还有月经的问题，她产后2个月即恢复月经，每次行经淋漓不尽近五十天，服大剂黄芪（请在医生指导下使用本篇文章涉及的药物和药方）可止血并可恢复血糖。但她觉得烦躁、疲劳，入睡困难，平素起夜尿黄有泡，大便稍干，舌淡嫩苔薄，脉缓。

她自服大剂黄芪有效，其实已经提醒我她是虚证，月经又是这样淋漓不尽，是气不摄血。

最直接就得给她上归脾汤，但考虑到是她是剖宫产多少有点瘀血，加了少量的震灵丹减味。

她大便干，需要滋一下肾液，加了点肉苁蓉，又加仙鹤草补力止血，又加了桑栀丹蔚汤①除烦。

复诊时，她的睡眠好转，已无起夜、烦躁疲劳，精神好转，咽稍干，又让她守方再服一周。

又过了一个月，她一来就说，血糖正常了，一开始以为是血糖仪坏了，不信，又买了一台血糖仪测了正常，这才相信。

中药可以治疗糖尿病，不过，她吃上面的药有点上火牙痛。她就自

---

① 桑栀丹蔚汤是作者范怨武命名的药方，主药为桑叶、栀子、丹皮、茺蔚子、生地、石决明。见本书《烧心的原因往往是这些，应该这样治》一文，有详细讲解。

行停药，停药没多久血糖又不正常了。

这次给她开药，我又稍调整了一下，再给开了 15 剂药，让她慢慢吃。后来没再来复诊不知道好了没有。

对于这个妊娠糖尿病，我是这么理解的，血中的糖分，其实是要靠胰岛分泌胰岛素来促进糖异生，即把血糖吸收进肌肉里变成肌糖原，或到肝里变成肝糖原。

脾主四肢，糖进了肌肉，就相当于往肉里注入能量，比如营气这样的东西。其实也是一个固摄作用。

脾就是有升固的作用，血中的糖要降下来，你不能只是用药物去降它，而是要恢复胰岛这个腺体的分泌功能，让身体自己去降。

怀孕后大量消耗气血，胰岛这个功能可能也就下降了，血糖自然看着是升了。

很多底子不好的女性，一怀孕就贫血看着克数往下掉，这个气都虚了血都亏了，凭什么胰岛的功能不会下降？

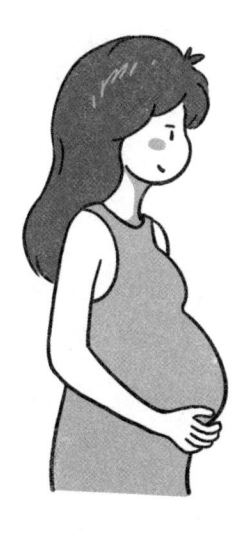

女性怀孕后，胎儿消耗大量的气血——平时的气血，女性自己刚够用，这会儿又怀上孩子，变成两个人用，自然就不够用，胰岛的气血也不足，它的功能就下降了，血糖看着就升了。

平时一份气血，女性自己用刚刚够，这会儿又怀上一个，变成两个人用，自然就不够了，所以我常用归脾汤为怀孕的贫血女士补血。

这个用归脾汤降血糖，不是直接降血糖，而是补胰岛素，胰岛素强了，血糖就降了，血糖如果理解为湿，那么胰岛素就是脾的具体的运化能力，脾能运化，则湿自除。

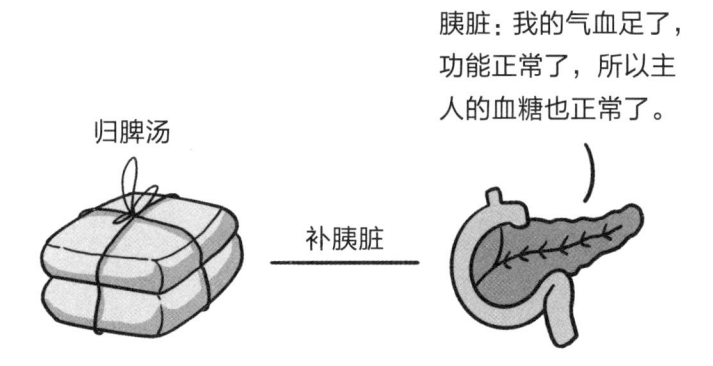

生孩子前，要把身体调理好

隔三岔五，就有人给我报喜说怀孕了或生了。我很欣慰。

找我治疗的患者有很多已经过了 30 岁。人一过了 30 岁，身体机能已经下降了，而且多少会有点小问题。比如，有炎症，失眠，贫血，胃痛，痔疮。

用广州人说，年纪大（读 dai），机器坏。所以，要怀孕，先把机器修理好。对女性患者来说，不要只盯着子宫、输卵管、卵巢。

怀孕是要整个机体来配合的。就算把炎症治好了，输卵管也通了，卵子也有了，就算怀上了，那又怎样？——你胃好了没有？你贫血好了没有？胎儿需要的营养你提供得了吗？你甲状腺功能减退纠正了没？没有足够的甲状腺素，胎儿的神经系统发育怎么保证？你尿频漏尿治过没？漏尿代表着你盆腔各个肌肉韧带力量不足，力量不足，如何托举胎儿？

所以说，要打算怀孕，需要调理好脾胃。脾胃好，气血足，胎才好养。脾胃好，肌肉才有力量。不要急，这是全身整体的配套来的。怀孕不是只盯着生殖系统就够的。要不然，急着怀上了，后面麻烦事一堆。我见过不少这样着急怀孕，最后胎停，身体变得更差的患者。

要想怀孕，最好把身上各种小毛病全调理一下，肠胃、皮肤、睡眠、月经，都调一调。

第九章 皮肤

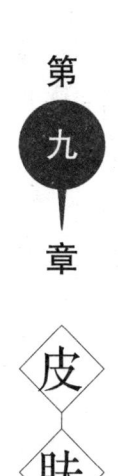

生蛇（带状疱疹），除了放血、灯火灸，也可用杠板归外敷

小时候经常听说"生蛇"这个病，说这个蛇在身上缠一圈，人就会死，所以一定要在蛇爬一圈之前治好，要不然就晚了。

长大后学了医，就知道了这个"生蛇"不过是带状疱疹病毒感染引起的。确切地说应该是水痘—带状疱疹病毒。

我第一次见人治疗这种病，是在祈福医院皮肤科实习时。住院部收了一个"生蛇"的患者，带教老师的治疗方案是输液阿昔洛韦（请在医生指导下使用本篇文章涉及的药物和药方），口服阿昔洛韦，涂药膏阿昔洛韦，同一种抗病毒药，三种给药途径。然后再给点中成药龙胆泻肝丸。

最终结果当然患者是治愈出院。

治疗这种病有没有中医治疗方案呢？有很多。我就举个我治过的例子，印象有点模糊了，有一位因为在医院还是哪儿洗了一下马桶，之前使用马桶的人，是得过带状疱疹的，然后她的手次日开始痛，慢慢出现疱疹，她内外关那个位置绕一圈。

她问我是不是中招了。

我说八成是。

那会儿的我治病经验不多，就辨了一下证。觉得还是湿热重。大概用的是甘露消毒丹加桃仁、红花、甘草、瓜蒌皮之类的。效果很不错。患者很快就好了。

后面还有遇过得这种病的患者，我也有让他们涂阿昔洛韦软膏的时候，但这样让我显得不够中医了。后面我争取用中医方案，有在蛇头、蛇中、蛇尾敲梅花针放血的，有点灯心草做灯火灸的（就是在灯心草沾上点油，植物油可以，按摩油也行，然后用纸巾把油吸掉，再点着灯心草，对着蛇头点一下，再点着灯心草，对着蛇身点一下，再点着灯心草，对着蛇尾点一下）。

我说得有点复杂，实际操作起来非常简单，也可以棉絮灸，就是用极薄极薄的棉絮放在蛇上，用打火机一下就把棉絮点着，大概两三秒就烧过去了，很快全部烧完。这个要有点经验才行，其实也不难的，就是没烧过的人，火候把握不好的话，容易烧伤。还有就是可以火针散刺，效果也快。

为什么我会突然聊起这个带状疱疹呢？是因为我的学员群里有位同学分享了一个偏方，而这个偏方的药是我耳熟能详的。我已经想不起小时候叫它什么名字，印象中叫畚箕揸。学名我倒是很清楚，上大学时买了四册《中草药野外识别手册》，在第一册中看到这个草药的照片，我一下就认出来了，原来这个学名叫杠板归。

我的小学校后面是个斜坡，斜坡下去是条大马路，大马路过去又是斜坡，斜坡下去就是大河了，在大河边上的斜坡小路上就长满了这种野草。我们就会摘这个叶子吃，反正小伙伴们都直接摘来吃，我吃过不少，直接嚼食，味道酸酸的，挺好吃的。这个叶子是三角形的，叶子的主脉络的背面长了一排刺，像猫科动物的舌头一样，所以又叫老虎脷（脷即舌的意思）。这个刺其实挺软的，对于我来说，不构成威胁，直接就嚼烂了。所以说我对这个植物的印象是非常深刻的。我也知道它有药性。但是我不知道它能治疗带状疱疹。

有人在谈到杠板归时分享道，她姐前几年带状疱疹，就用当地草药杠板归外敷治好的，没有后遗症，比吃中药效果还快。

我又查了一下《江西民间草药》上有记录，治缠腰火丹（带状疱疹）：鲜杠板归叶，捣烂绞汁，调雄黄末适量，涂患处，一日数次。

实际上，不用调雄黄末，一样可治。万一患上了生蛇，刚好你家附近有杠板归，可以捣烂外敷一下。

杠板归跟青菜一样，早上摘，会被露打过，打过露的快递容易烂掉，下午摘不会被打露，快递不容易坏，这是我妹妹告诉我的。

像有些湿疹也可以全草捣了汁外涂或煎水洗，这东西不值钱，但是关键时刻有大用。

伤口老不愈合，可能是气血亏虚造成的

2021年11月8日，一位67岁的老人复诊，很开心，伤口快愈合了。

事情是这样的，2021年9月1日，患者因为急性阑尾炎发作，进行了一次手术。术后，患者出现了一个比较典型的症状：走路说话都没有力气。这是非常典型的气血大亏。她的伤口一直不愈合，总是流血水，还有脓。

她每次换药都痛不欲生，换一次，就感觉耗尽力气一次。平时走路牵扯着右边身子痛。

患者既往一直头痛，是基底动脉型偏头痛，有二尖瓣关闭不全，还有尿频。

患者最主要的问题就是伤口一直不愈合，里面的窟窿很大，换药时，她就看着护士从伤口里往外扯塞在里面吸脓水的纱布，一直扯一直扯，扯得很长。扯的时候，摩擦着伤口剧痛无比。

我当时判断如下：

①术后，气血两伤；②年龄大了，要考虑到本身要补；③头痛，有时候是血不荣则痛；④二尖瓣关闭不全，或主动脉反流，代表着心脏的泵血力量是不足的，心主血功能下降，全身的气血是不足的；⑤使用大量的消炎药，一般容易出现气血大伤；⑥尿频加这个年龄，一般是肾精亏虚；⑦伤口久不愈，多见精血不足；⑧面色是苍白偏灰，多是亏虚。

基于以上几条，我认为，尽管伤口有脓，但是以气血不足为主，要补。

我给处的方子如下（请在医生指导下使用本篇文章涉及的药物和药方）：

党参10克，白术10克，茯苓10克，法半夏10克，陈皮10克，木香6克，砂仁6克，炙甘草3克。（此为香砂六君子汤，补脾）

黄芪15克，当归10克。（此为当归补血汤，气血双补）

鹿角胶烊化10克。（鹿角胶补肾精，有助伤口愈合）

白芥子10克。（与鹿角胶合为阳和汤思路，治阳虚伤口不愈）

金银花10克，白花蛇舌草15克，冬瓜子10克。（阑尾炎是因肠道湿热导致，这三味药祛肠中湿热）

七剂，水煎服，日一剂，早晚分服。

事隔七天，患者复诊，伤口痛明显好转，换药的护士说原先里面有新疆大枣那么大的窟窿，现在变为花生米大小了。她走路也不牵扯痛了，头也不痛了，就是还有点晕，尿还是有点频。总体来说，患者改善非常明显。

后再服药十余剂，伤口愈合。

面部湿疹，找到根源就好治

一位女士头面部皮肤通红，还掉皮屑，说是荨麻疹。

我问了一下，说是发病的前两天的一个晚上喝了酒。

酒肉穿肠，湿热必然先入了阳明经，而且以面部为主，阳明主面，故必选阳明经方药。我先想到的是可以解酒解大肠湿热的葛根芩连汤（请在医生指导下使用本篇文章涉及的药物和方药）加味。

同时以尺泽穴、阴陵泉穴针刺除湿，以内庭穴、三间穴针刺清热。

谁知瘙痒加重，整个脸红得跟煮虾一样，这是湿退热出？我不能完全肯定，但又是像定位稍有偏差。

于是我又加重辛凉解表药、凉血药，再吃，脸更红了，都不敢出门上班了。

后来我再想，这个是阳明经没错，前方用葛根芩连汤也是治疗阳明的湿热，但偏肠偏下，这次我改用甘露消毒丹，偏胃，而且定位偏上偏头面。

而且这次我选穴，全用阳明经的穴位。

手阳明经穴位：曲池、手三里、合谷。

足阳明经穴位：足三里、上巨虚、下巨虚。

行温针之法。

所有穴位针完后，在合谷穴行飞法，向上刮法，不到一分钟，面部即有凉感。等半小时后起针，面部的瘙痒即缓解。

患者再服七剂甘露消毒丹后，基本痊愈。

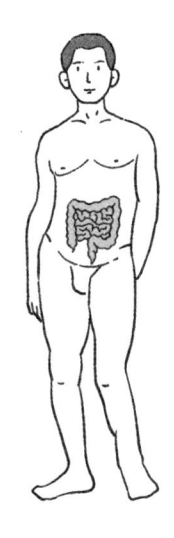

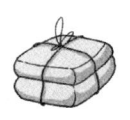

葛根芩连汤：我能治疗阳明的湿热，但我治疗偏肠和人体下部。

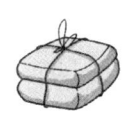

甘露消毒丹：我主要是治疗胃，以及治疗偏人体的上面和头部。

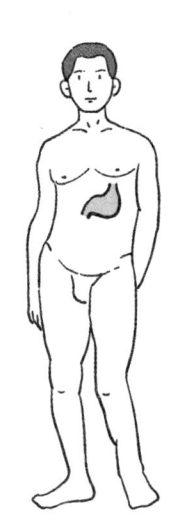

又过了一个多月，患者吃了牛肉后，再次发作，面红如煮虾。

这次患者发病还是酒肉问题，还是入阳明经。

我再开甘露消毒丹，再针阳明经。也是当场缓解，一周痊愈。

为什么她这么爱在阳明经发病呢？

事后我再往前翻她几年前的病历。她曾经在2019年10月16日找过我就诊。当年是嘴巴周围长了一圈湿疹，而且以足阳明胃经的地仓穴为主，瘙痒，还有点脓液。

当时我处以甘露消毒丹七剂，吃完就好了。

看来，她阳明经一直都是有问题，只是遇到条件才发作。

我认为甘露消毒丹的定位，就是在阳明经上，且针对的病机是湿热，所以但凡阳明经有湿热毒的，都可以应用。

就这个患者，你说她是对酒和牛肉过敏也行，但其实是阳明经本身就蕴藏有湿热，平时湿热的水平不高，身体还能压得住，但是只要一吃点酒肉，就开始发作了。

其实不管是荨麻疹，还是湿疹，治好之后，还应该再清清湿热，这样的话，下次喝酒吃肉就不会出现皮肤问题或者过敏了。

痘痘的问题，不仅是皮肤本身的问题

有时候看病，并不是只有门诊上的望闻问切这种流程，在另外一种情况下，可能都用不太上望闻问切了，不过，我不是倡导这种方式，四诊合参是非常重要的，只是有时候，也可以从生活中获得信息。

我一表妹的朋友，最近体检出各种问题，心里很焦虑。她来找我看病之前，告诉我，她近期体检发现幽门螺杆菌感染，尿隐血弱阳性，尿白细胞酯酶一个加号，颈椎曲度变直，甲状腺右侧囊实性结节，双侧乳腺结节，右侧附件囊肿，看起来是千头万绪啊。

你说，从哪入手？

我就和患者闲聊，问她最近的生活怎样？饭有没有按时吃啊？工作忙不忙？

通过沟通，我知道她最近被委以重任，要负责一间新店的开张，工作量很大。

任事，这两个字，透露出一个信息，就是能量急剧消耗，那么代表的就是一个亏虚。

力小任重，是说一个人力气小去背重物，常常会被认为容易造成努伤。努伤意思是勉强用力而受伤。

因为力具有反作用力，有使出去的力，就会有弹回来的力，这个回力就像别人打了自己一拳，尽管没有人打过来，但身体受了这个回来的力就相当于挨了一拳，就会造成身体的气滞血瘀。

问题是，她没有做体力劳动啊，开新店，更多的是脑力劳动，但是脑力也是一种"力",一种思维的过度"用力",也会导致气滞血瘀,也耗肾气。装修多多少少要搬搬抬抬的,也会消耗点体力。

> 脑:我用的力是脑力,脑力也是一种"力"。如果过度用力,也会导致气滞血瘀,也会过度消耗肾气。

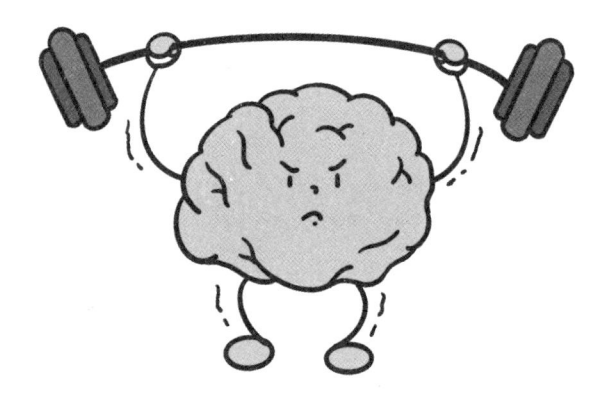

为了开新店,她经常加班熬夜,每天工作十多个小时,早出晚归,有时候一周就休息一天。

由于事情多,心中就总是感觉有一种无形的压力,担心店铺运营管理,担心人员管理……

她为工作耗去了太多心力、脑力了。

这种无时无刻不能消除的压力,就是一种郁火,一种郁而不发的火。思则气结,五志过极皆化为火。这种火,在她身上表现出来的形式,就是满脸爆痘痘——压力痘。

这个痘,很严重,又大粒,又冒脓点,还痛,怎么都消不下去。此起彼伏,患者的主诉是痘痘。年轻人,只在乎脸。至于其他什么的囊肿、结节,不是很在意。

患者来就诊时,精神萎靡,上个楼梯都气喘。尽管她月经正常、睡眠正常,但饮食不正常,排便是隔日一次也不正常,舌淡嫩苔薄,脉弱。

在我看来，这完全是一种因虚致实的情况。

什么虚？气阴两虚。我凭什么认为是气阴两虚？凭我自己熬过的夜，认为长期熬夜的人就是容易气阴两虚。

什么实？

1.气滞血瘀。

我凭什么认为她存在气滞血瘀？凭我刚才讲的努伤啊，还有体检的各种结节。

2.胃中湿热。

我凭什么认为她是胃中湿热？

因为阳明主面，她脸上的痘痘就是证据，胃中的感染也是证据。

于是我给她开了清暑益气汤（请在医生指导下使用本篇文章涉及的药物和药方）加减用来补气阴，行气消滞，清热除湿。此方中含生脉饮，可补气阴，含青陈皮，可行气滞，含苍术、黄柏，可清热燥湿。再加活血化瘀药，一起制成药丸，每日服两次，每次6克。

关于清暑益气汤，我在《痰湿一去百病消》里有比较详尽的描写，其中苦夏篇章罗列了适用此方的相关症状，她的症状是适合此方的。

她说，吃完药大概一两个星期，脸上痘痘长的速度就减慢了，之前隔天时不时就冒出来，然后继续吃了一段时间，已经稳定不长痘痘了。

她说她除了青春期有长痘之外，成年后基本都没怎么长痘，这次的突然爆痘真的吓到了。

她每周二去玩飞盘，发现跑步起来也不会像治疗之前那么喘气厉害，运动时间也长了些，之前没玩多久就不想再跑了，现在玩飞盘护膝都得带上，跑步太久怕膝盖不行。

她身体好了很多，整个人看起来精神了不少。

惊心的脚气

2022年7月14日下午,我大外甥女的脚肿了,很痛。

我一看给我发来的照片,大外甥女的脚肿得跟猪蹄似的。

她说是可能被什么东西咬了下。

如果是被咬了的话,就应按无名肿毒治,可用五味消毒饮加减。

我看她的脚有四个小痂,很对称。起初我还以为她是被蛇咬了,但如果是被毒蛇咬了,就不可能还有精神给我发微信了,这个伤口倒是很像之前我一个粉丝求救那个被蜈蚣咬伤的样子。

于是我开方如下(请在医生指导下使用本篇文章涉及的药物和药方):

金银花30克,连翘30克,蒲公英30克,野菊花15克,白花蛇舌草30克,地榆30克。

两剂,水煎服,日一剂,早晚分服。

开完药后,我又在想,最近天热,是不是被水"滋"到了?我就又在方子里让加了牡荆条。

2021年7月15日下午下午四点多,我妹发消息来,说孩子高烧40℃。我一看外甥女的脚肿得有点惊心。

而且同侧脚踝、委中周围也痛。我开方子如下:丝瓜络60克,薏米60克,蚕砂10克,生石膏30克,金银花60克,黄柏10克,一剂。

开完方后,我还是忐忑不安,因为我到现在都不能确定是什么东西引起的,是蚊咬?蜈蚣咬?蛇咬?还是湿热入侵经络?另外夏季易发生脚气（关于脚气，我在《痰湿一去百病消》一书里的详论）。

她的病变化太快了，上面的方子还没有来得及吃，就烧到这么高了。我得想出更有针对性的方案。但不管怎么样，我外甥女的脚现在应该放毒，我脑子里思索着怎么用最方便的方法来治疗。我没让她用上述的方子，我变更方案如下：

1. 尺泽穴、委中穴放血。

2. 患足的至阴穴、足窍阴穴、厉兑穴、大敦穴、隐白穴，都放血。

3. 扎足三里①，久留针，以截断毒气上攻，毒气一旦攻心就有生病危险。

4. 先准备一颗安宫牛黄丸，万一肿势快超过膝盖，马上服用，以防毒气攻心。

5. 处方要调整，7月份岭南暑气极重，天上下的是流火，一定要合用甘露消毒丹。

6. 我到现在也不能确定她被什么东西咬的，万一是蛇怎么办？可以用外用药。

我开方如下：

藿香10克，白豆蔻10克，石菖蒲10克，射干10克，连翘15克，薄荷5克，绵茵陈30克，滑石10克，通草5克，黄芩10克，浙贝10克，丝瓜络60克，薏米60克，蚕砂10克，生石膏30克，金银花60克，黄柏10克，黄芪15克。一剂，水煎服。

另外，尽泽穴、委中穴放血。

---

① 足三里在唐代被认为是对抗瘴气的一个重要穴位，如果要来岭南，一定要在足三里上做瘢痕灸，灸出灸疮，一直渗水，湿湿的，这才算有了一层保障。《千金要方》云："若要安，三里常不干。"就是一保持着足三里有灸疮，相当于打了疫苗。而瘴气的主要机制，是湿之郁积，郁久则化热。毒是热之极点。故在治疗本病的时候，用足三里也是基于这个机理，可以截住毒气的蔓延。

这种时候，我慌吗？肯定慌。我乱吗？有一点乱。我做不到完全的慌而不乱。但这个乱，主要是由于病因不明导致的，如果我能明确病因，就不会乱。

我现在不盯着她这个舌苔的表象，因为用了五味消毒饮，出现这个舌淡胖苔薄是必然的，另外，舌相具有滞后性，热毒还没有表现到舌苔上，所以不必在意这个舌相。

外用药呢？首先我想到的是牡荆叶子，这个药可治脚气，我还加上了金银花藤，万一她被蛇咬呢？不管是蛇咬还是蜈蚣咬，杠板归都可以用。

于是我给她用了三种草药，捣烂，兑上白酒，外敷脚脖子一圈。

她当时是肿到大概到光明穴这么高，即外踝上五六寸左右。

布置完这些，我妹就赶紧到镇上去抓药，然后跟我爸要了一颗安宫牛黄丸（平时我都给我爸备用两颗安宫牛黄丸在家，他脾气大，以防他跟人动气而怒气上攻大脑，总之有备无患）。

大概到近六点时，我妹将一大锅药熬上了（草药体积大，用煲汤的大锅熬药），再扎上针，敷上药。

药一敷上后，只要不走路，脚就不怎么痛。

我外甥女平时死活不让扎针的，但这次病急病重，也让扎了，扎了一次，留针70分钟。我觉得时间不够，又让她再扎一次，留针两小时。

留针足三里穴时，一直有酸胀针感，没有行针时也一直有针感，这就对了，经气是非常智能的，只要有病，刺激了经穴后，经气自己就会调理，去修复身体。

我让扎足三里穴，一方面是为截断毒气，不让毒气上攻；另一方面足三里穴能除瘴气。要是脚气，那就是对症。

我外甥女当时病势是十分急的，但我从头到尾，没有说这个病有多重，是怕我妹也慌，我就只告诉她怎么做就行了，老家的草药也多，我让摘的，都能摘得到。

喝药是不拘时不拘量地喝，只要不喝到撑喝到吐就行，因为毒势太盛，药力一定要时时接得上去才行，喝了药，体温就降了到39.5℃，一直到半夜三点，都这么热，这个点还头胀痛，我妹就自行用揿针，贴了外关穴和太阳穴（上次头痛，我让她扎过外关穴治好，她就记下了穴位），又再继续喝了一碗药。

次日早上九点，她告诉我，早上八点多就退烧了，脚虽然肿，基本上不痛了。

看照片，还是消了一点的。

我让她再敷杠板归，再吃药一天，再扎足三里穴。

我让外甥女再回忆病情，是不是真被咬了？

她说是上周末，到外婆家（我母亲家），午睡时不知道被什么东西咬了一下，就痒，自己就挠，挠破了皮，后来当天下午烈日当空，还和同伴出门瞎逛，回到家就开始脚肿又痒。晚上洗澡，感觉脚痒，还一直用冷水冲脚。

这样一来，我就完全明白了，应该是一开始，被小虫子咬了一口，估计就是蚊子，然后挠破了皮，这就是有创口，再外出，这时候我老家是又湿又热，在户外这种环境，有个创口，湿热的毒气就进去了（或者说是感染了）。

晚上她用冷水冲它止痒（痒为泄风，热极生的风会让人痒，能痒是好事），这冷水一激，毛孔一缩，毒气就出不来了，于是就开始肿了。

那么我的治疗方案，就是完全对症了。

换个角度看，可能是毒血症（毒血症是全身感染的一种类型，是指病原菌在侵入的局部组织中生长繁殖后，只有其产生的外毒素进入血循环，病原菌不入血），也可能是蜂窝组织炎，不管怎样，用中药来治，及时又对症的话，效果还是可以。

我外甥女已经扭转了病势,又治疗三天,就完全好了。

暑天,不要在身体热的时候,用脚去试冷水,也不要脚凉的时候,将脚放在被太阳晒热的水里,这都容易让人得脚气。

我说的脚气不是指脚的湿疹。

中医的所谓的脚气是以两脚软弱无力,脚胫肿满强直,或虽不肿满而缓弱、麻木,甚至心胸筑筑悸动,进则危及生命为特征的一种疾病。因病从脚起,故名脚气。

西医学所谓的脚气病,一般指多发性神经炎,各系统疾病和某些毒物、药物及重金属等引发的脚气样症候群。又认为是维生素B_1缺乏引起的一系列神经系统与循环系统症状。

第九章 皮肤

一例难治愈足跟干裂，抽丝剥茧才找到病因

2019年5月29日，一位四岁多的小男孩初诊。右脚后跟干裂得非常严重。这个小男孩家在新疆，家长说在当地医院看了很久。中药、民族药、西药，都用过，但没有得到很好的缓解。

其实治疗这个病非常简单。

治皮肤病，首先要对经络分布很精通，才能准确地判断患者的病症。

足跟，是从肾经论治。

所以这个患者的病定位在肾。患者的病灶干裂——燥——相对的，就是阴亏，也就是说，患者的肾阴亏。

皮肤病多从风论治，要祛风，而且风邪也会伤阴。

疑初起时，有湿热，湿热不得解，湿久成热，热久伤阴，迁延而成燥，这只是我的推论，因为我不清楚这两年的整个演变过程。

我用什么方呢？《医宗金鉴》里的个方子叫祛风地黄丸（请在医生指导下使用本篇文章涉及的药物和药方），可以治鹅掌风。

鹅掌风是手干裂，但是我掌握的是这个方子的病机，它能治疗肾阴虚有风有湿热。

于是我开处方如下：

知母6克，黄柏6克，苦参6克，生地15克，熟地15克，怀牛膝10克，枸杞子10菟丝子10克，独活6克，蒺藜10克，玄参10克，麦冬10克。

七剂，水煎服，日一剂，早晚分服。

经三诊治疗，但进展不佳。

难道是我辨证错了？

于是我改用当归饮子加味。

熟地10克，当归10克，川芎6克，白芍10克，桃仁6克，红花6克，土鳖虫6克，黄芪10克，升麻10克，制首乌15克，僵蚕6克，蒺藜10克。

七剂，水煎服，日一剂，早晚分服。

患者的病开始好转起来，明显收口。

这是久病耗气伤血，就是说，除了肾虚之外，还有血虚。

久病耗气伤血——久病除了造成肾虚之外，还会造成血虚。

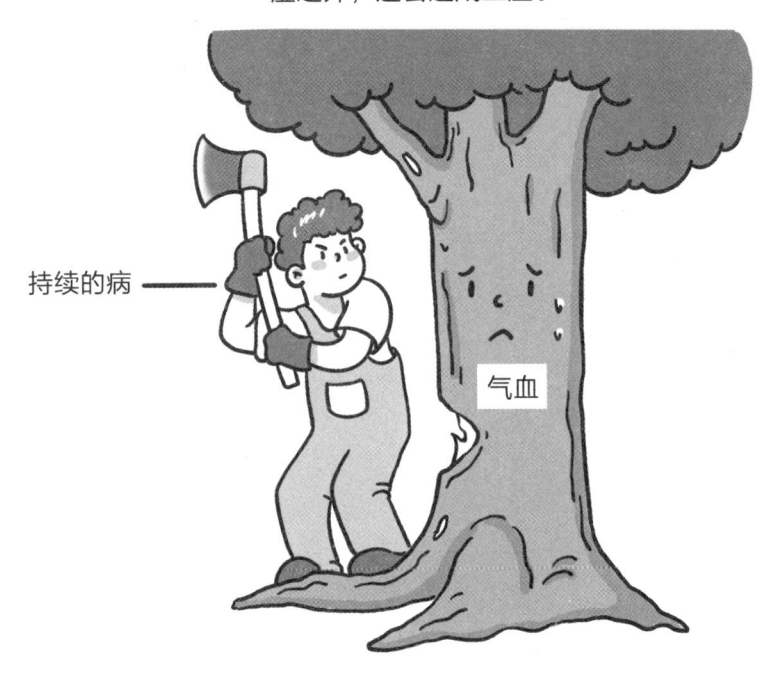

由于久居他乡近两个月，归心似箭。

于是我改成两方合用补肾也补血，加减用之，具体如下：

熟地 10 克，当归 10 克，川芎 6 克，白芍 10 克，桃仁 6 克，红花 6 克，土鳖虫 6 克，黄芪 10 克，升麻 10 克，制首乌 15 克，僵蚕 6 克，蒺藜 10 克，麦芽 10 克，莱菔子 10 克，神曲 10 克，鸡内金 10 克，乌梢蛇 6 克，枸杞 10 克，川牛膝 10 克，菟丝子 10 克，钩藤 10 克，蝉蜕 3 克。

我让该家长按这个比例制成大蜜丸，连服两个月。患者家长后来反馈基本痊愈。

有些皮肤病虽不好治，但所幸古人给我们留下了大量的宝贵财富。

奶娃脸上的湿疹（附荨麻疹洗方）

这几年，我为婴幼儿治疗湿疹，都是内服中药的多，加上乳母口服过奶。反而把自己闺女小时候得湿疹的经历给忽略了。

相信孩子出生了，现在没有不给孩子拍满月照的吧？你们都是真正等到三十天足月的时候拍吗？

六六是在出生后十五天左右拍的满月照，当时是把摄影师请到家里拍。

那会儿，丹东的天气还挺冷的，妻子怕六六冷着了，打开了小太阳，结果半天忙下来，六六脸上就开始起密密麻麻的湿疹。

这时，我已在回深圳上班几天，看不着，妻子说可不可以用"痱子水"（她总是称呼我用以治疗湿疹的方子煮的水叫痱子水）。

之前六六的表姐，身上长痱子湿疹，也是用这个方子洗好的。

于是妻子就煮了"痱子水"，用手绢泅湿了，在六六的脸上轻轻擦拭，几天后，湿疹就下去了。但是不敢擦六六眼睛周围的皮肤。

后来发现，没擦的地方，哪怕是过了快两年半了，六六哭的时候仍然是这些地方通红。这说明还是留了点郁热，没有透发完。只要一看到这个皮肤，妻子就要念叨当年得湿疹的经历。

现在我在想，要不要找一天，再给六六敷敷？

某一天，我在千聊发热课的学员群里，看到有不少学员反馈，她们也在用这个痱子方。

脸上的湿疹（婴儿头面的湿疹，在古代被称为奶癣）用这个方子，是可以的。

而且她们用的方法，跟妻子当时大同小异，她们用化妆棉，浸了药汁，就当面膜一样敷在宝宝的脸上，一天敷个三次的，大多三天多就消退了。

这不失为一个好办法。

处方如下：

处方：藿香（请在医生指导下使用本篇文章涉及的药物和药方）10克，佩兰10克，苍术10克，黄柏10克，苦参10~30克，白藓皮30克。

用法：

1. 上五味药，1000ml温水浸泡20分钟，待药材吸满水分后，大火煮开，调小火再煮10~15分钟。

2. 另外准备半桶洗澡用水，根据小孩的平时洗澡用水量而定，平时是多少，就用多少，把药水兑进去，两水调和后，水温适宜时，就可以给小孩泡澡。

3. 或者可以仅仅以适宜温度的药水，反复给小孩擦身子，30~60分钟后再用清水将身上的药水洗去。注意不要着凉。

4. 化妆棉或手绢泅湿药汁，擦拭或敷贴患处，一日三次，每次半小时到一小时，同时注意保暖，别着凉。

以上方法治疗痱子与湿疹均可用。

这个是我2015年6月4日拟的方子，已经过了四年三个月了，对于这个处方，我现在觉得，可加上地榆30克效果更佳。

还有一个荨麻疹洗方：夏枯草30克，益母草30克。使用方法同上。

我的祛斑心得

什么时候的女人最容易出现黄褐斑呢？怀孕、流产或产后。

现就我临床所见的一些治斑的经验分享一下。

黄褐斑在面部为主。中医里有一个术语，叫阳明主面。所以，面部的问题，离不了手阳明大肠经和足阳明胃经。

《素问》也说，五七（35岁），阳明脉衰，面始焦，发始堕。

女人到了35岁，阳明脉衰退了，面色开始焦了，头发也掉得多了。临床上，35岁也确实是黄褐斑的易发年龄。

要治面部，不管阳明不行。

胃：我和你（大肠）共同组成阳明——我们阳明主面。

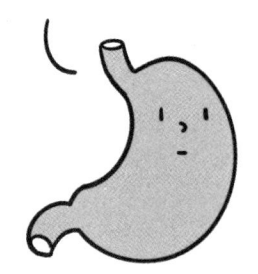

大肠：黄褐斑主要在面部，所以有黄褐斑，一般要考虑从我们阳明（胃和大肠）治疗。

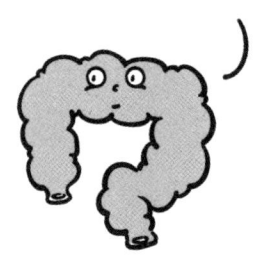

黄褐斑，又叫"肝斑"。怎么定的？我猜古人在治肝病的时候，发现患者脸上的斑也消了。治得多了，就得出了规律，于是把这个斑和肝就联系起来了，叫"肝斑"。

所以，治黄褐斑，调肝是重点，这是古人经过无数实验后，给我们留下的宝贵财富，不能忽视。

> 范医生：黄褐斑又叫"肝斑"。
> 治黄褐斑，调肝是重点。

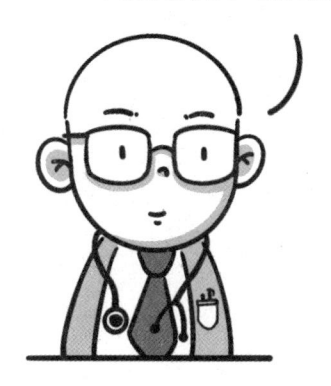

《灵枢》说，十二经脉，三百六十五络，其血气皆上于面而走空窍。也就是说，面上的色泽变化与五脏六腑气血变化都有些密切的联系，一个都不能少。

综上，治面上的斑，要调阳明，调肝脏。根据面部的经络反射，再调理其他脏腑。

比如耳前，跟肾相关；比如额角，跟胃相关；比如太阳穴，跟肝相关；比如鼻头，跟脾相关；比如鼻梁，跟肝胆相关；比如山根，跟心相关；比如颌下，跟大肠相关；比如唇周，跟冲脉盆腔相关……

脸颊上的斑，也许是心肝之火烧过后的灰烬。

眼圈下的黑影，也许是脾湿肾水的浸渍。

斑，跟水、跟火都相关。

我讲一点就我治过的斑。

斑跟肝火相关。

山根的斑,跟心相关
鼻梁的斑,跟肝胆相关
鼻头的斑,跟脾相关
唇周的斑,跟冲脉、盆腔相关

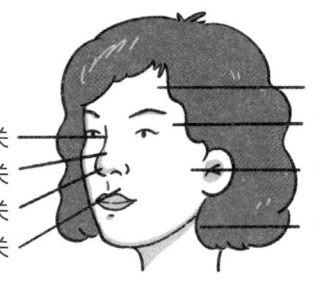

额角的斑,跟胃相关
太阳穴的斑,跟肝相关
耳前的斑,跟肾相关
颌下的斑,跟大肠相关

一女士,年26,未婚,易怒,家里开餐饮,时而熬夜,时而帮试吃煎炸食品或甜点或补汤,近来因入睡困难找我就诊。她舌尖红,苔薄,脉弦中带滑。

这是肝气挟痰。

我看患者虚相不是很明显,就开了小柴胡汤合黄连温胆汤(请在医生指导下使用本篇文章涉及的药物和药方),但是她表示,不想吃苦药,能不能开点其他的?

我便给开了个花茶方:玫瑰花1克,绿萼梅1克,两样泡水喝。

一个月后,她来复诊了。

她说,范医生,你这个药真的太好了,我这里的斑都没有了。

什么斑?我都没有印象了。我问了下,原来是太阳穴上的斑。

她说,我去超市,买了这两种花,每天用煮茶饮煮了喝,有点苦,我就加了点冰糖,感觉还行。我喝了就睡得着,也没怎么发火了。没想到,这个斑喝没了。

玫瑰花和绿萼梅是疏肝的常用药。花类比较平淡,但平淡往往见神奇,量也不需要用得太大。但这个方,如果是虚人,吃多了,也不好,过于疏利的话,人会很累,女性还可能会造成月经提前。

斑也跟瘀血相关。我曾治一例双侧输卵管堵塞患者,面容灰黑多斑,尤其面颊处。

但我给她治疗时,并未针对斑来治疗。

第九章 皮肤

她是一例瘀血症患者，原本准备做试管婴儿，后机缘巧合寻我治疗。

我以少腹逐瘀汤加减，治疗七个月，她顺利怀孕，并足月生一大胖小子。

此患者，逢人便夸我医术。

她说，范医生，你不知道，大家都以为我整容了，我以前面色都是黑的，现在变红润了，我就说是吃你的药吃的，结果同事非要我带她来。

我说，我没有专门治你的斑，只是你脸上的斑，是瘀血的外在表现，我把瘀血化开了，斑就没了。

斑还跟肝寒有关。

我治过一例崩漏患者，总是淋漓不尽，她有一种算是严重一点的内分泌病，伴头痛，素畏寒，肝经有寒。

我以当归四逆汤之类加减，并配合针灸。

我给她扎的都是厥阴经上的穴位，如大敦、太冲、蠡沟、中都、太陵、内关等，不是全都扎，每次都换着扎，针柄加炒艾以散寒。

扎针只是为了调经，我也没有注意到她脸上和手上的斑。

几个月后，她去医院检查，内分泌的问题有所减轻。月经问题时好时坏，反反复复。

但是，脸上的斑淡了，手背上的斑消失了。

这小姑娘断断续续在我这里调理了一年，我也不知道能治到什么程度，毕竟是一个非常疑难的病，但我希望是能治好。

斑也跟肾虚有关。

一女士，产后腰痛来诊，于腰上关元俞穴扎针，行烧山温肾散寒，足底排出大量寒气。如此针两三次后，腰痛即愈。事后患者看其他病时说她腰上的斑消失了。

说了那么多，我是想说，我真治过不少斑，但是不可能全部都记下来。

我只是很清楚一件事，那就是针灸对祛斑的效果，可能比药还快。

综上所述，治面颊上的斑，除辨经络论治外，最好还要辨一下脏腑与气血。

若是针灸选穴的话，首先第一个选的是局部的穴——颧髎穴，用细针扎，可久留一到两小时；其次阳明主面，所以要选阳明经的穴——手阳明的合谷穴，足阳明的足三里穴；再次要调肝，肝藏血，所以要用血相关的穴，不直接调肝，间接调肝，养血就是养肝，血足了，就不会老发脾气，用血海穴、三阴交穴，血海是养下半身血的穴，而三阴交则是滋养全身血的穴。有肾虚的可以加太溪穴，有气郁的可以加太冲穴，有湿重的可以加阴陵泉穴。

以上穴位，或针或灸或按，都能取效，但是需要坚持。也许不能马上就把斑消掉，但是可以延缓衰老。

第十一章 疼痛

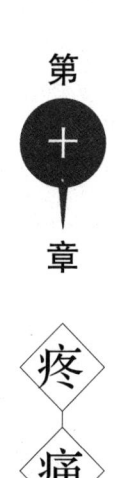

这例小儿头痛，我从肝经、胃经入手治愈

2021年8月30日，来了一位6岁的患者。她妈妈说，小姑娘头痛了一年多，基本上每天都在头痛。

患者于2020年12月21日在医院做过检查，MRI报告示：一、考虑右侧海马区脉络膜裂囊肿；二、双侧上颌窦小黏膜囊肿。

这两个名称我是第一次见，属于完全陌生的领域。

虽然我不了解这个病理，但这个病的定位却是很清晰，就是颅内确实有病位，另外鼻窦内也有（上颌窦属于鼻窦之一。鼻窦左右成对，共四对，分别称为额窦、上颌窦、蝶窦和筛窦）。

不管是头颅有问题还是鼻窦有问题，都是引起头痛的常见原因。

她这个头痛是太阳穴痛为主，平素入睡很困难，舌质是淡嫩的，脉是滑的。

从我的角度看，囊肿属于痰核，它的这个痰核定位在上，头颅里有，鼻窦里也有。

太阳穴痛应该是从少阳入手或肝经入手，平素治鼻窦炎除从胃经入手治之外，也常从肝经来治，所以我还是考虑从肝经来治，肝经上巅顶，肝经过颃颡可治鼻（《医宗金鉴·正骨心法要旨·头面部》："玉堂在口内上腭，一名上含，其窍即颃颡也。"颃颡指咽喉，从《医宗金鉴》角度看，就是上腭与鼻相通的部位）。

另外胃络入脑，胃经在迎香过可治鼻。

一是要用入肝经药可兼入阳明经，二是要用化痰药，我开方如下

（请在医生指导下使用本篇文章涉及的药物和药方）：

野菊花6克，川芎6克，天麻10克，钩藤3克，夏枯草10克，全蝎1只研末服（入肝经）；葛根10克（阳明）；白术10克，法半夏6克，茯苓10克，陈皮6克，太子参10克（与天麻合，化头部痰饮）；酸枣仁6克（养肝血，又可助眠）；浙贝10克，牡蛎10克，玄参10克，海藻6克，昆布6克（化痰核）；皂角刺10克（药引入肝，解毒消肿块）。

十四剂，水煎服，日一剂，早晚分服。

开完药后，患者就再也没有回来复诊了，直2022年2月18日因别的问题来就诊，家长告诉我，她这个头痛，吃完十四剂药后，就没有再痛了。

着凉引起头痛，用灸百会治愈

2022年9月21日早上，我感到头痛，开车都不能集中精神，自摸头皮发凉，让同事给我灸百会七壮，头痛渐解，半小时后完全不痛，头皮温度恢复正常，而且头清目明，从早上上班到晚上下班，都很开心。

其实，2022年9月20日晚上10点，我就开始头痛了，本想看书，但痛得坚持不住了，11点就睡了。

一般情况下，睡一觉头痛就好了，但是我早上6点多起床，洗漱完之后，先送六六上学，送完又再送顺顺上学，等到我八点半出门开车的时候，就又开始痛了。

这种痛，像是平时睡眠不足引起的头痛，不是特别痛，但是困，头很重。两个风池穴与后脖子也胀。

早上路上堵车，平常15分钟路程，开了半个多小时，所以在车里吹空调就久了。

开车的时候，我的头很胀，很沉，重痛，我用手摸自己的后脖子，感觉凉，又摸头顶，也凉。

按我往常没事时，我的手放在离我头皮一厘米甚至两厘米远的地方，就能感觉到我头部的蒸腾的热气，今天竟然是凉感，应该是着凉了。

到了医馆，我吃早餐的时候，叫王医生给我灸，我说就灸百会。

前面三壮的时候，没什么感觉，到第五壮的时候，有点热了，到了第七壮的时候，热力就钻进脑子里了，马上头就松快了。

吃完早餐就开始看诊，半小左右，完全忘记了头痛。

看病的时候，思维极其活跃，思路也特别好。有种头清目明的感觉，我再摸头皮，又恢复到平常的那种热气了。

到了下班也不觉得累了，而且心情特别地好，回到家还哼起了歌。

我对百会的理解又深入了一层，这个穴位竟然能让人开心，那么如果搭配得当的话，对于治疗抑郁症、焦虑症，我想也一定有它的用武之地。

天热引起的头痛，找到根源后用药治愈

2022年4月11日，有位妈妈带位8岁的小学生来找我治疗，孩子头痛，反反复复痛了一整年，也曾去儿童医院做过MRI检查，但没有发现异常。

患者说起这个头痛，就好像头顶上有个锤子在砸，发作不定时，说着就趴我桌子上了。也难为一个8岁多的小朋友，要忍这个忍了一年。

这个究竟是什么原因引起的呢？

我问家长，孩子头痛是从什么时候开始的？

家长说，是2021年5月，学校组织了去动物园玩，回来就开始头痛。

我们中医对气候是很敏感的。5月份的深圳是很热的，而且深圳野生动物园，我们买了年卡，陪孩子去过多次了，那地方晒不晒，可以说是心知肚明了。

我又问孩子是怎么回家的。

家长说，是坐学校的大巴回来的。

大巴刚启动时，车内是很闷热的，随着开空调的时间变长，里面就冷了。

综合以上两个信息，我得出一个结论，这是暑气挟湿，入侵阳明经。

以阳明经为中心，我继续寻找线索。

患者的大腿内侧皮肤瘙痒（偏肝经），肘尖皮损如苔藓（偏胆

经）。患者两三岁时，手脚常脱皮，这个我以前分析过为什么脱皮，大多是中焦湿热（偏阳明），也有是气血不足造成的。

患者的胃口一直很旺，但是感觉胃不蠕动（偏阳明），舌质是正常的淡红舌，苔不厚腻，脉还表现得缓弱没有火气。

患者身体看起来还算壮实（起码气血不算弱）。

我找了一通，支持问题出在阳明的证据并不多，尤其舌脉，就看不出是阳明经问题。

我还是觉得从起因上治比较好。

5月，深圳室外温度很高，在室外待上一天，经太阳一晒，暑气就直接入了脑，再加上在大巴车内是先热后冷，头上的暑热被空调的风寒一包住，就在头上不走了。

足阳明胃经，上络入脑；暑邪又常先中阳明；暑邪又多兼湿，最后我还是认为这是阳明暑湿之邪。

他这个皮肤问题，虽然分布的地方在肝胆，但源头可能也是从阳明经蔓延过去的，这种特异性皮炎，一开始，我也常从阳明经入手治的，属于治得多了的经验性用药。

最后我就拍板从阳明湿热来治。那么问题来了，阳明湿热用什么方子？

就是用我在《痰湿一去百病消》里常提到的甘露消毒丹（请在医生指导下使用本篇文章涉及的药物和药方）了。

藿香10克，白豆蔻10克，石菖蒲10克，射干10克，连翘10克，薄荷5克，绵茵陈10克，滑石10克，通草3克，黄芩10克，浙贝10克，再加消食的麦芽10克，神曲10克，山楂10克。

这种暑湿又吹空调风，我本想再加一味牡荆叶子，但是药房没有这个药，只有牡荆子，我就只能用牡荆子10克替代了，再加甜叶菊6克，方子就甜了，小朋友就能喝得进去。

这个方子，我就开了七天。

患者再复诊的时候，说头痛发作频率大大减少，就守方继续服用。

又过一周，妈妈带着孩子又过来找我了，说是一上课就头痛，还恶心。

我寻思着，患者病了一年了，多少有点耗气伤阴了，这个湿热造成气阴两伤的机理，我在《痰湿一去百病消》里也反复强调过了。

所以第三诊时，我就用甘露消毒合上生脉饮再加当归补血汤，湿热要祛，正虚要补。

枇杷叶6克，郁金6克，淡豆豉6克，栀子6克，藿香6克，白豆蔻6克，石菖蒲6克，射干6克，连翘6克，薄荷3克，绵茵陈6克，滑石6克，通草3克，黄芩6克，浙贝6克，甜叶菊6克，太子参10克，麦冬6克，五味子6克，当归6克，黄芪6克。

七剂，水煎服，日一剂，早晚分服。

到后面就偶尔头痛了，又再服了一周药，患者就好了，于是停药。

前后治疗不过28天。

当然，我不是想要表达我治得多快，我是想表达的是，看病要追溯初起的那根线头，往往那根线头，就是治病的近路。

我治坐骨神经痛的两个常用中成药

坐骨神经痛这个病十分常见，以前多见于中老年人，现在二三十岁的年轻人也有患此病的。

关于坐骨神经痛，权威描述如下：

> 疼痛主要限于坐骨神经分布区，大腿后部、小腿后外侧和足部，疼痛剧烈的病人可呈特有的姿势：腰部屈曲、屈膝、脚尖着地。如病变位于神经根时，椎管内压力增加（咳嗽、用力）时疼痛加重。

在临床上，我见到的大多是继发于腰椎间盘突出症。当然也有一些腰扭伤、骶髂关节错位，还有第三腰椎横突综合征以及慢性腰肌劳损急性发作等。

年轻人患此病大多是因对着电脑久坐不动，久而久之，腰部僵硬，腰部出现问题，然后对坐骨神经产生刺激压迫与损害，进一步出现疼痛。

而老年人患此病则是因肾气损耗了大半，骨力不足。

总而言之，临床上，我对这个病的认识，一个是肾虚；一个是有瘀血，这两方面为主。当然还兼有其他的证型，但我见得比较少，说得就比较局限了。

我这不是定锤之音，仅供参考而已。

一般来就诊后，我会根据四诊，开一些对证的汤药。

坐骨神经痛这个病，在我治疗的患者中，有的是肾虚引起的，有的是有瘀血引起的。当然还有兼有其他的证型，但我见得比较少。

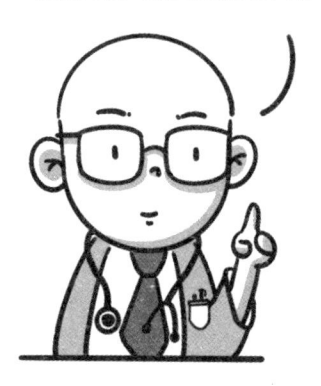

患者如有风寒，先驱风寒——麻黄附子细辛汤（请在医生指导下使用本篇文章涉及的药物和药方）；患者如有瘀血，先活血——活络效灵丹；患者如有阳虚，先温肾——附子汤；患者如有湿气，先祛湿——近效术附汤；患者如有热气，先透热——丹皮、栀子；患者如有湿热，清热利湿——四妙散。

大至上，如此处理了，疼痛多少会减轻一点。

汤药喝了一周到两周后，再改服丸药善后调理。

我用两种中成药比较多——桂附地黄丸和桂枝茯苓胶囊。

桂枝茯苓胶囊这个方子，可不是女人专用，这方子是活血剂的良方。大部分瘀血证，可以先试用此方。不通则痛，坐骨神经痛也是因为不通，所以我用这个来活血。

这两种中成药的组合，我用于几十例腰痛的患者善后，反馈还是不错的。

一般按说明书，服用一周到两周，就能见效了。

肩胛骨痛，针刺后溪穴后治愈

一位患者是 2021 年冬天来找我治疗的。某一天，变天降温，阴雨潮湿，所以她的左侧肩胛骨中心处附近感觉到很酸软。

她老公见她不舒服，便给她擦活络油，并按摩肩胛骨上的肌肉。可是，越按摩越擦油，肩胛骨上的肉却越按越痛，最后痛到眼泪都流出来了，痛到整个胳膊都抬不起来，痛到当天一整个晚上没有睡觉。

第二天患者就赶紧跑来找我。

由于晚上没有睡好，她一脸憔悴。我一检查，患者疼痛的位置非常明确，是天宗穴处，是手太阳小肠经上的穴位问题。所以我会选太阳经的穴位来扎针。

她又接着说，疼痛发作的时候，现在已经牵扯到这个这个肘关节去了，扯到小海穴那里去了。

于是我就在肘关节的附近给她按揉，先看一下能不能缓解，如果按揉不能缓解，最后还是得扎针，按穴和扎穴，效果还是有差别的。

最后我就在想，这是小肠经经过的地方疼痛，自然扎小肠经就能好，第一选择当然是扎天宗穴，但是我门诊这么忙，等她趴好再露出天宗穴的皮肤，要花不少时间。

而另选一个小肠经的穴位，既可以让她坐着扎，又能在针柄上烧艾条，这是比较好的选择，思前想后，我觉得扎手掌边上的后溪穴最好。

于是我就给她扎了后溪穴。

扎完之后我让她活动那个肩膀，抬手看一下。你猜怎么着？胳膊真能抬起来了。

疼痛下去了一半,然后接着温针,等烧完了艾条,就好得差不多了,隔天再问,不痛了。

舌肿痛

一小朋友于2022年4月18日来调理身体。家长代诉最近有两个主要明显的症状，一个是舌头肿痛，可是外观舌头是正常的，舌质淡嫩苔薄；同时，他睡觉的时候，流清口水。

我摸了下脉，偏虚。

我的思路是这样的：

1.舌肿痛，心开窍于舌，小朋友心火旺，发于舌，出现舌肿痛，原因多半还是从饮食而得，吃一些烘烤煎炸之物，如饼干、面包、蛋糕、薯条，这些食物的热气可以通过小肠的经络上传至心经。不过，4月份，深圳闷热潮湿，湿热之邪也十分容易直接入侵心经，所以我认为这个舌肿痛就是心经有热，宜清心。

2.脾主涎，若是脾经虚寒，就很容易出现流清口水的症状，尤其是现在的孩子天天有水果吃，伤脾是常事。所以我认为这个流涎，就是脾寒，宜温脾。

综合上述，我用了这两个治疗思路：

1.清心火，化用了导赤散（原方用药有生地、木通、甘草、竹叶，请在医生指导下使用本篇文章涉及的药物和药方），我仅用了淡竹叶（代替竹叶），又用灯心草（清心火、利小便）协同淡竹叶的作用，从而达到清心火的目的。

2.温脾阳，我直接采用了七味白术散加减。

于是组方如下：

淡竹叶3克，灯心草3克（清心）；党参6克，白术6克，干姜6克，炙甘草3克，木香6克，藿香6克，葛根6克（因有淡竹叶、灯心草祛湿，就将七味白术散中茯苓去掉，又加干姜温脾）；沙棘6克（消食）。

三剂，水煎服，日一剂，早晚分服。

5月13日来开药调理时，诉上次服药后，舌肿痛次日即消退，未再复发。

被撞得乳根穴附近疼，按摩解溪穴好了

2022年5月24日，我接到了岳母的电话，她说是右侧的肋巴条那一块，三四天前被外孙女给撞了一下，出现疼痛，不敢活动，寻思着自己会好，但是一直也没有好，问我吃点什么药好。

我正琢磨着，这是撞伤，属于外伤，可以用活络效灵丹。

但是一时抓不到药，咋办？用针灸？旁边也没有人会扎针呐！咋整？

我让妻子做模特，为岳母示范刮解溪穴。

六六很好奇，她问，为什么刮这里呢？

我就拿着人体经络模型就告诉她说，你看，这里是乳根穴（姥姥被撞的部位），属于胃经，沿着胃经往下走，走啊走啊，就走到了这个脚背弯了，这个地方也属于胃经，刮刮这里，被撞的地方就不疼了。

六六很开心地说知道了。

过了一会儿，我问怎样了。

岳母说，还那样。

没效？不能吧？

我就让她再揉一会儿，使点劲，不可能没效啊。

就又拍了一个示范按揉的视频。

又过了一会儿，我再问。岳母说，好一点点了。

过了一会，胳膊敢抬起来了。

到了第二天再问，说睡醒早上起来就好多了，起码好一半以上，今

235

天还炒了四个菜，完全不影响活动了。

而且头天晚上还比平时睡得香，平时半夜一点会醒的，昨晚都没有醒。

我心想，这降胃了，胃不和则卧不安，胃气一降，睡眠质量都好一点。

淋巴结肿痛，扎针后立即不痛了

2022年9月12日早上，有个家长带着4岁的小朋友来诊，说是7月初得了急性支气管炎，在市儿童医院诊治，治愈后出院，但至今仍有单声作咳，而且喉咙作痛，一痒即咳，咳时可咯有痰。同时还有一个症状，就是左颈侧翳风穴下一寸下颌角后，有一花生米大的硬块，痛不可触。

患者做过各种检查，结论是一个淋巴结肿大。患者平素胃口很好，喜欢吃肉，入睡之前会盗汗，舌红苔薄腻，脉滑。

他这里有两个问题：

第一个问题，是淋巴结位置在少阳经上，痛不可触是火造成的，硬核是痰，这是少阳痰火。

第二个问题，是清嗓子，位置在咽，咽的物理结构是通食管，即大肠，手阳明为主，往下为胃，即足阳明，这是阳明的湿热。

关于阳明湿热，怎么判断？

一是胃口旺盛，喜肉食，这多见于胃火，而睡前的盗汗也是，阳要入阴之前的挣扎，阳太盛，一入阴即阴气沸腾出汗。

二是舌苔腻，脉滑，这就提示有痰湿，合上胃火，即成湿热。

以上构成了阳明湿热。

阳明湿热上攻至咽则咽有痰要清嗓子。

咽的湿热要是传到喉，可通过喉入气管，即成支气管炎再深入则肺炎，所以前面虽然有过手太阴肺经的湿热支气管炎，但源头是阳明有湿热，现在肺治好了，只治胃就行了。

目前最不舒服的是淋巴不能触碰，先解决一问题。

我即提出针刺足少阳经的丘墟穴。家长同意，由他父亲抱着，我以极快的手法，刺入即拔出，小朋友还来不及感觉到痛就扎完了。

两针扎完后，我用手碰淋巴结，问他，痛不痛。

他说，不痛。

我再问，要说真话，我不会再扎你了。

他说，不痛。

再由他父亲触碰，果然不痛，家长都笑了，针灸取效之快，如此迅速。

那第二个问题，清阳明湿热用什么方？我在《痰湿一去百病消》书里写过，用甘露消毒丹（请在医生指导下使用本篇文章涉及的药物和药方）加减方即可。

急性腰扭伤的治疗，中年人治本要调肝肾

2021年10月，一位女士来复诊扎针治崩漏，进诊室就说腰痛，痛了三天，说不清有没有扭伤，可能是做家务时抻到。

我看了一下她腰痛的位置，是左侧第三腰椎横突处。按我多年的经验，左侧腰痛取左攒竹穴，又于左少泽穴点刺，针下痛即减轻，可弯腰，但腰下仍有一点痛。

我给她扎到痛点再留针半小时，取针后，仍有不适。她次日逛街又总是走走坐坐，坐起动作多了，腰部劳累。于是腰部疼痛反复。

考虑到患者基础病为崩漏，奇经八脉损伤，又八脉隶属于肝肾。腰痛是筋骨问题，肝主筋，肾主骨。于是第二次扎针取太冲穴、太溪穴。又是膀胱经上病变，再取京骨穴。

我给患者针后，她腰已不痛。晚上再随访，已可以弯腰。

攒竹为膀胱经穴位，可以调理膀胱经的气滞。少泽为手太阳小肠经的井穴，同名经，可调同为太阳经的膀胱经的气。

以上均为治标。若是患者本身气血旺盛，标症一去，即可恢复。

可是，中年人操持家务，教子相夫，哪一样不耗精血？所以不耐久劳，干点活就累，逛街一样累，患者本身又有崩漏。患者是大亏。

调理肝肾而强筋骨，太冲为肝经原穴，太溪为肾经原穴。两穴均可补，治本。再加京骨穴梳理膀胱经之气滞，标本同治。

效果十分满意，随访腰已不再作痛。

第十一章 气血津液

上课注意力不集中,可能是睡眠不足,也可能是……

有一段时间我带儿子去上早教课,由于早上起得比较早,到上课的时候,儿子便开始打瞌睡。结果就是他已经无法集中注意力听课,扭来扭去,像条大鲤鱼。

我就联想到平时在门诊上碰到的很多小朋友,家长诉说,孩子上课没有办法集中注意力,学习成绩不好,记忆力下降。

这是大家都很关心的问题。那大家有没有想过这是怎么造成的呢?

睡眠不好导致上课打瞌睡,注意力无法集中。听课没效率,导致晚上作业做不好。作业做得晚,睡觉就睡得晚。睡得晚,第二天接着打瞌睡。打瞌睡,注意力就不集中。这是一个死循环。

要打破这个循环,就要切断其中一个点,关键点就是充足的睡眠。睡好了,第二天才能精神抖擞,上课效率高,作业做得才快。睡着了之后生长激素分泌旺盛,那孩子的身高体重长得也很快。

在这里插一句,我妻子生完顺顺的时候,有一段时间睡眠不是很好,奶水有点不够,精力也跟不上。按理产后这种气血两亏、肾精虚损,应该是脾肾双补。她怀孕时我就给喝归脾汤加味,治疗孕期贫血。产后再吃也没有问题,归脾汤中虽含人参,但是辨证使用是没有问题的。她服用后奶水就够了,而且睡眠也好了。

不仅妻子睡得好,连顺顺睡得也好了,因为过奶了,然后前几个月特别好睡,长得特别好。

孩子睡得好，长就得好。

说到这又再插一句，某天在电梯里碰到了另外一位家长，也推着小孩准备出去。

他问，你孩子多大呀？

我说，一岁四个月。

他说，这么大。（意思是指体格很大，其实就是标准身高体重多一点点）

我问，你孩子多大呀？

他说，一岁九个月。

一对比，顺顺月龄虽比他小，但体格确实比他大。

一方面有遗传的因素在，另一方面，孩子睡眠要好一点。所以一定要让孩子在该睡觉的时候多睡觉。

生长激素一般是在晚上分泌最旺盛，大概是晚上 10:00～11:00 之后吧，从进入深度睡眠之后的四五十分钟开始，一直分泌到凌晨 5 点。这段时间一定要睡好，小孩子如果睡不好，或者熬得太晚，就会影响生长激素的分泌，从而影响了骨骼的生长，蛋白质的合成，自然就影响了身高体重甚至是智力了。

中医有个方子叫孔圣枕中丹（请在医生指导下使用本篇文章涉及的药物和药方），就是吃了能睡得更好一点，记忆力提高一点。

据现代研究，孔圣枕中丹有以下功效：

> 临床报道本方加减可治疗失眠、老年性痴呆及中风后痴呆、儿童多动症、更年期妇女情绪异常、老年情感障碍、中风后抑郁、考前综合征及神经衰弱、内耳性眩晕等。实验研究表明本方有抑制血管性痴呆、保护神经元的作用，其机制可能是通过调控中枢前额叶皮质－基底神经节环路的 DA 神经信号传导而发挥作用。

孔圣枕中丹的治疗作用很广泛。但是主要还是针对大脑的发育以及后期的修复。

小孩子注意力不集中的问题，很多是缺觉引起的。这个觉，他不是自己想缺的。可能是身体不舒服，导致他入睡困难，也可能是家长的睡眠习惯影响了孩子。孩子睡着之后家长也没有顾忌，说话声音特别大，觉得小孩子吵吵没问题。但是这种说话的声调忽高忽低，不是有节奏性的那种声调，其实这是一种噪声，会影响孩子的睡眠。

如果是开着电视的那种声调——主播腔，它是平缓的，尽管是有人在播报，但是主持人的声调是平缓的，它是一种有节奏感的一种声音，相当于白噪声，还有助于睡眠，这样孩子一般不会被吵醒，所以你客厅开着中央一台，如果是播出新闻的话，他声音没有忽高忽低，这种有节奏的声音反而孩子睡得很安稳。或者说你播点柔和的音乐，也有助于孩子睡眠。

家长晚上玩手机玩电脑，孩子看到了也想跟着玩儿，也不想睡觉。

晚上孩子吃得太饱，他也不想睡觉。

白天挨批评了，他也睡不好。

所以要找出影响他的睡眠原因。

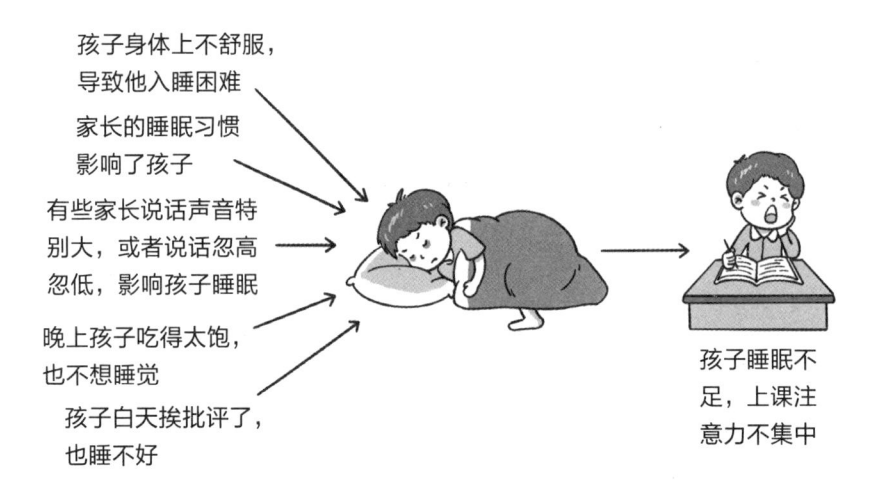

- 孩子身体上不舒服，导致他入睡困难
- 家长的睡眠习惯影响了孩子
- 有些家长说话声音特别大，或者说话忽高忽低，影响孩子睡眠
- 晚上孩子吃得太饱，也不想睡觉
- 孩子白天挨批评了，也睡不好

→ 孩子睡眠不足，上课注意力不集中

孩子一开始的失眠是有明确原因的，把影响因素去掉，可能他就睡好了。怕就怕孩子是长期的失眠，长期的这种熬夜，然后把心血、肝血、脾气、肾气都熬掉了的那种虚损型的失眠，这种修复的时间就要稍微长一点。

比如，孩子有痰湿、食积的，可以用焦三仙、保和丸消消食，温胆汤化痰；如果孩子肝郁，就用四逆散疏肝解郁。这些处理好了，孩子睡眠就好了。

如果碰上了孩子虚的，该怎么补呢？若孩子是阴虚，就要养阴；若孩子是血虚，就要补补血；若孩子是气虚，就要补气；若孩子是脾虚，就要健脾。不过，调理的话需要耐心。根据孩子的病症，可以用归脾汤、六味地黄汤、补肝汤、黄连阿胶汤、酸枣仁汤等，都可以加减使用。解决了这些虚证之后，他的睡眠就好了。

孩子睡好了之后，他的精力开始旺盛了，上课就能集中注意力了，也不会动来动去了，注意力不会涣散，因为注意力集中起来是需要力气的，孩子的这个气要补够了，他就能集中注意力。精神也好了，听课效率也高，做作业也快，写字也端正，最后他入睡也快，然后形成一种良性的循环，以后成绩提上去也不是什么难事。

我讲过毓臻静夜司茶能够除烦，可是我还没有讲烦躁的躁。躁由足与喿组成的，足是下肢，喿是一开始是指树上很多个嘴巴在吵（主要是指鸟在吵），后面就引申成有众多的意思。合起来就是，有众多的足。

什么情况下会有众多的足？就是躞走，走来走去。再引申一下，就是下肢动来动去，无影脚一样，有众多脚的意思，这不是多动是什么？所以躁就是多动。是四肢在动，脚都动了，手能不动？四肢都在动，注意力怎么能集中？脾主四肢，土虚木摇，你不健脾，是定不住这个多手多脚的毛病的。所以常用培土方去治疗好动。

而且脾主意，意就是短期记忆力，健脾能提升短期的记忆力，对于学习是有帮助的。

总之,要想孩子学习好,上课注意力集中。一是要先保证睡眠,二是要有精力,尤其是脾的气要足。

精力常透支，会产生疾病

2019年10月，一个姑娘问我，范医生，腱鞘囊肿有没有办法用药物或者按摩消下去？

我说，你用我配的药粉外敷一下看看，敷上再灸一下。如果药灸没有效果，就要给你扎针。

她外敷治疗了三次，没什么效果。

她做了几天的心理建设后，终于来找我扎针。我也没有用什么神奇的特别的针法，只是在囊肿中央扎上一针，再于针柄上烧艾条。

印象中是隔了一周扎了一次，总共是扎了两次还是三次。

隔了段时间想起来，问她怎么样了，她说好得差不多了。

她说这个问题，好久之前就有了，只是以前不明显，最近突然大了起来，有点酸痛，这才找我治疗的。

她说没想到针灸效果这么好。早知道8月份的时候，那个颌骨囊肿就找我治疗了。

这个颌骨囊肿，她当时问我能不能治好。不过我不知道这个囊肿的性质，不敢乱保证。

当时她是看口腔科的时候发现了这个颌骨囊肿，问我吃药能不能治。

我说，唇腺囊肿、舌腺囊肿，甚至牙龈上的囊肿，我都治过，但是骨头里的，我没有治过，想来，机理是差不多吧？

我让她可以吃药针灸配合试着治疗一下。

但是当时她正好在例假中，没有来。然后她的医生说，坏到颌骨了，有个洞，不赶紧切除，洞会越来越大。最后，她还是做了手术。

结合了这次的腱鞘囊肿，我突发心思，查了查她第一次找我治疗的病例。她是2019年3月第一次找我。当时的记录是这样的：

主诉反复饭后反胃嗳气5个月。素来骨质疏松，于2018年8月右肘骨折，随后至今减重10斤，并于去年10月出现饭后反胃呕吐一个月，素手足畏冷、手足心多汗，睡眠多梦，精神不足，饮咖啡以维持工作，大便两天一次，月经周期约40天，有乳腺增生，脾有一囊肿，肝有钙化点，舌红苔稍白，脉细。当时的诊断为痞满、不寐。

我开的处方如下：

黄芪（请在医生指导下使用本篇文章涉及的药物和药方）15克，党参10克，白术10克，当归10克，炙甘草6克，酸枣仁10克，龙眼肉10克，木香10克，远志10克，柏子仁10克，丹参10克，三七6克。

七剂，水煎服，日一剂，早晚分服。

我以此方加减，给患者治疗了两三个月，症状都得到了明显的改善。

我再翻这个记录，看到了她的脾脏里还有一个囊肿，她有骨质疏松症，还骨折了。

从我经验看，骨质疏松就是肾精亏虚。不能说她是暴瘦，但是减重10斤，也算是脱肉，即脾虚。

肾为水，土可克水。

囊肿多为积液，即为痰饮，痰饮可归为湿土。

湿从何来——脾虚不能运化，则长期所饮之咖啡等其他饮料尽化为痰饮。

最后，湿土可侵犯肾水，所以囊肿可以侵蚀颌骨。

治这个病，一是要化痰饮，二是要补肾。

其实治她的颌骨的囊肿，最好的方子，应该是阳和汤，可惜没有给我这个机会。

记得她大学未毕业，就开始帮家里管理公司，工作十分繁忙，精力常透支，把人熬成肾精亏虚骨质疏松。

> 我太累了，工作十分繁忙，天天精力透支。

> 骨：主人，你每透支一份精力，就是伤害我一份。

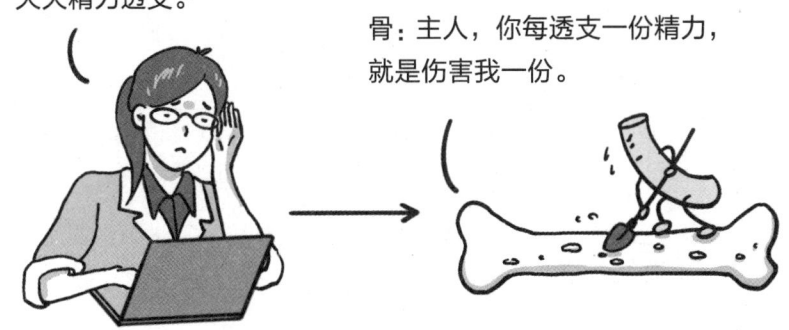

另一方面，工作连轴转不得休息，同时服用提神之饮料，很容易就把肝火调出来，肝火一生风，就会出现皮肤瘙痒。

后来，她发了荨麻疹。

主诉反复风团瘙痒四天。夜间 8 点发作，持续到入睡。末次月经 9 月 15 日，舌淡嫩苔薄，脉稍旺。诊断是瘾疹。

用方如下：

桑叶 10 克，丹皮 10 克，栀子 10 克，茺蔚子 10 克，怀牛膝 10 克，山萸肉 10 克，五味子 10 克，女贞子 10 克，墨旱莲 10 克，牡蛎 15 克，生地 10 克，当归 10 克，白芍 10 克。

六剂颗粒剂，开水冲，待温度适宜饮用，日一剂，早晚分服。

这是我用于熄风的常用方子，喝了第二天，瘙痒就缓了，再喝就好了。

再隔两个月后来，她又出现了排卵期出血。关于排卵期出血，我记得以前讲过，这个跟相火也有关系。

不过，当时以治腱鞘囊肿为主，先把这个出血押后治疗。

初诊时表示末次月经在10月15日，于11月初又发现阴道出血三天。精神可，右腕有一腱鞘囊肿稍痛。舌淡嫩苔薄。给的诊断为排卵期出血。我开处方如下：

茯苓45克，猪苓10克，泽泻10克，桂枝10克，白术10克，酸枣仁10克。

六剂颗粒剂。并在敷肿上敷药悬灸。

一个月后复诊，已来月经，末次月经11月16日，暂未发现阴道出血，右腕腱鞘囊肿无改善，舌淡嫩苔薄，脉细软。我开处方如下：

茯苓60克，猪苓10克，泽泻10克，桂枝10克，白术10克，酸枣仁10克，桑枝10克，苍术10克，厚朴10克，当归10克，黄芪10克。

七剂，水煎服，日一剂，早晚分服。并在囊肿上温针。

这次意外的是患者排卵期不再出血，但是囊肿没消，得继续温针。

囊肿里都是积液，以痰饮为主。所以，我用五苓散为主，可散水饮，另外又合上平胃散，又加黄芪、当归补气补血，加强药效。

我为什么把茯苓用到60克？说来话长，2005年我正在医院实习，有天在饭堂和同学闲聊，说她在省中医院跟诊的老师，治疗肝脾里的肿囊就喜欢用大剂量茯苓。

我问，为什么？

她说，老师说，囊肿就是水啊，利掉就行了。

这句话我一直记到了今天。

因为我觉得符合机理，所以，这么多年，我治疗囊肿，有时也大剂量用茯苓。

但是光用药，可能效果不够理想，用了温针后，痰饮则如猪油遇烙铁——纷纷消融。然后五苓散一利水饮，囊肿就慢慢地消退了。

总体来说，这个囊肿消了，不代表就完事了。肾精亏虚，还没有完全改善，生活工作方式，仍然是高精力地透支，所以，这个囊肿，仅仅是她身体变化的冰山一角而已。

过后一年，这个囊肿又再次复发，不过，她不想治了，怕痛。

放了支架后，内脏常有下坠感，可以试试补中益气汤

一位亲戚，心梗，放了心脏支架。原先挺好的一人，在农村，干活有劲，心梗后，拎袋西红柿，走两百米就气喘。

谁都有可能大病一场后，体质就不如从前。

这位亲戚最怕上厕所，上厕所就满头大汗，内脏都有下坠感，肛门都感觉要掉出去（其实并没有，只是一种感觉）。

不管你有没有心梗过，也不管你哪个脏器出现病变，到了这种时候，基本上是中气下陷没跑了。

患者：范医生，我上厕所的时候就满头大汗，内脏都有下坠感，肛门都感觉要掉出去，是怎么回事？

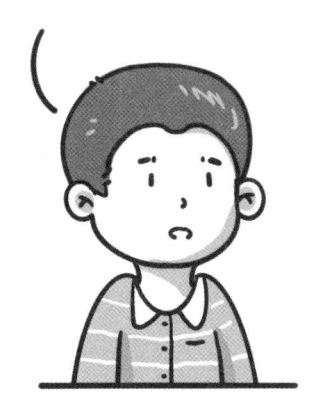

范医生：你这是中气下陷，可以用补中益气汤治疗。

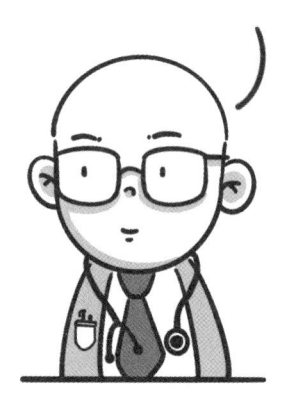

也别管中不中医的。你就想，东西往下掉，我们的第一反应是啥？当然是往上托举是不是？因此，我们要做的，就是升阳举陷。

那么怎么做呢？非药物的做法，就是艾灸百会穴，有上提作用。可也不是人人都有那闲心天天给你灸？还一股子味儿。

艾灸，不管你怎么灸，它没有物质进行补充，只有能量。所以，还是得吃药补补，把气补上来了，就能往上托。

我就开了补中益气汤（请在医生指导下使用本篇文章涉及的药物和药方），果然好使，吃了舒服多了。

2014年7月，朋友的母亲患放射性肠炎，一日之间泄泻无度，拉时没事，最后收尾那一下，肛门剧痛，痛不欲生，我就是用补中益气汤给治愈。

这位患者大便的时候，自汗并有下坠感，我也用这个处方。吃了之后，人就会舒服，那种往下坠的感觉，就会缓解。但这个药，不是吃几天就能好，得长期吃。

中医中药在慢性病治疗方面，有长足的优势。像这种气虚下陷，换其他疗法，还真搞不定。

补中益气汤，也是我平时常用的方子之一，常常会有意想不到的疗效，就看你会不会用了。

看似复杂的病是大气下陷，用升陷汤治好了

2018年7月，我治疗了一位女士，她的主诉是两周前突发胸中气短如窒五分钟，感觉就像要背过气去了，呼吸不了。当然了，这是她的自主感觉，不可能真窒息五分钟。

除了这种症状，她还有其他的症状：鼻子嗅觉失灵闻不到味道；吃饭后，自我感觉胃往下掉到肚脐以下；自汗，很多汗；打喷嚏时漏尿；来月经的时候，小肚子发凉面色苍白；她唇色暗淡，舌质淡嫩苔薄润，脉弱无力。

她整体是一个什么表现？她是大气下陷了。

鼻子嗅觉失灵，闻不到味道（综合看，不是肺气闭，是肺气虚）；吃饭后，自我感觉胃往下掉到肚脐以下（是脾气下陷）；自汗，很多汗（肺气虚不能摄固汗液）；打喷嚏时漏尿（肾气易虚）；来月经的时候，小肚子发凉（宫寒）。

综上所述，这是一个肺、脾、肾三脏皆虚的表现。

所以，我选择了升陷汤（请在医生指导下使用本篇文章涉及的药物和药方），这个方子专治大气下陷。

黄芪30克，升麻3克，桔梗3克，柴胡3克，知母10克。

七剂，水煎服，日一剂，早晚分服。

然后，配合针灸。选穴如下：

太渊穴——补肺——温针；太白穴——补脾——温针；气海穴——补气补肾——温针。

患者来复诊,嗅觉开始恢复了,可以不用做心理准备就肆意打喷嚏了,因为不会漏尿了。

胃也不往下掉了,也没有盗汗自汗了。末次月经 2018 年 7 月 26 日,肚子不凉了。

中医,辨证论治,就是这样做的,理——法——方——药——穴,都要环环相扣,才能见到效果。

怎么样守护阳气

一、平衡阴阳

你别老讲阳气，阳气能离开阴气独立存在吗？不能！阴阳永远是一体的。

按吴敦序主编《中医基础理论》（第六版）里举的例子：

请问你，50℃是的水，是属于阴，还是属于阳？水和温度能分别拎开来讲阴阳吗？水是阴，热量是阳？分得开吗？阴阳必然是一体的。

相对于90℃的水，50℃的水，就是阴。

相对于10℃的水，50℃的水，就是阳。

阴阳是相对的，是有参照物的。

我们在讲阳气的时候，不要忘了，阳气是要根植于阴气之中的。

你别光讲火，别忘了，火是需要油，有油才能烧起来的。没有油，哪来火？

油就是有形之阴，火就是无形之阳。

以上是比方，不要跟我讲木头也能生火，要不然，咱们无法交流了。

综合上述，我们在讲养阳的时候，一定要有平衡的觉悟。你别光把火调得太旺，那样就会把油很快烧干。你别光想着把灯心拔高拔亮，却忘了往灯里再添点油。

所以，养阳养阴，很有窍门，要交替进行。

就跟生火一个道理，柴太湿了，生不着火；柴添快了，把火压灭，所以，先要有干柴，你先生个小火星，看着火苗变旺一点，稍微添一点柴，再旺一点，再添一点柴，再更旺一点，再多添一点柴，一直把火生到柴火平衡为止。

这里就讲了《内经》的一个道理：少火生气，壮火食气。

小小的火，是越烧越旺，大火会把人烧干。补阳气，就这个量很关键。补多了，就把人的生命力给烧没了，加速燃烧生命。

其实，熬夜，就是等于壮火，把人身的火烧旺，不烧旺，没办法在夜里"工作"——娱乐、学习等。

熬夜，就是自己给自己打了一管鸡血——打了一剂肾上腺素，虽然是自己分泌的肾上腺素，那也相当于打针了，这是在透支肾上腺的工作量，是在加速衰老。

那怎么办？阴阳要平衡，要养阳也要养阴——齐头并进。

怎么养？

静以养阴，动以养阳。

在晚上阴气为主导的时候，安静地睡觉，就是养阴，先把油攒起来，白天再点火养阳。

眼睛是阳气的通道，你闭上眼睛，阳气就入里了，你睁开眼睛，阳气就往外走了。

所以，很多小孩，一闭上眼睛，就盗汗。那是因为身上有湿热，阻碍了阳气潜藏。阳气潜藏了后，就不会去燃烧你的身上的阴气了。

而进食后的晚餐，也在你睡眠之后，合成了你需要的垂体激素、甲状腺素、生长素、肾上腺素、雌激素、黄体素、雄激素等。

阳：晚上，当人闭上眼睛的时候，我就入里了。白天，当人睁开眼睛的时候，我就往外走。

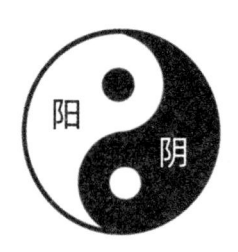

孩子一闭上眼睛睡觉就盗汗。常是因为身上有湿热，阻碍了阳气的潜藏。

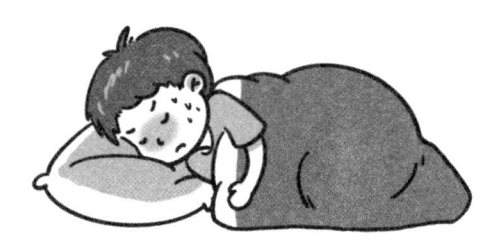

所以熬夜的小孩长个慢，因为孩子把晚上合成生长素的时间给用掉了。总之，晚上早点睡，应该把阴气养了。到了白天，就要动起来，有了阳气，各脏器才能工作！

怎么动起来养阳？可以练练八段锦这些养生操。

这一节的主题，就是早睡养阴，自然醒来动动养阳，而不是什么都要靠药。

二、不要损阳

不要损阳，要不然，你养也是白养。怎么就损阳了？

穿衣服方面——衣不遮体，要风度不要温度；饮食方面——瓜果生冷、贪凉饮冷；住的方面——通风过度、带走大量体温；出行方面——涉水淋雨。这些都是损伤阳气的行为。

其实阳气并不需要你特别养，只要你不去伤害它，那就相当于养阳气了，但是很多人还是喜欢去挥霍它。

衣

前段时间，一位年轻女性找我看诊。她是吃完饭，小肚子有鼓起来的感觉，吃点东西就胀。有点胃下垂的感觉。

我再看看她的衣服，有点短。只要抻胳膊，肚脐就露出来的，这不就容易进风进寒吗？

我的处理方案，腹部温针灸，直接祛寒。一周一次，眼看着她的腰线出来的，肚腩不突了。

食

某天，一个女患者来看腹痛，说三天前上吐下泻，去医院治好了，不泻了，但还是痛。我让她指给我看，哪儿痛？

她指了指肚脐以上的一巴掌处。这就不是中脘穴吗？病在太阴。

我再问病史，她在发病前，大量地吃生冷西瓜，这就不是寒邪直中太阴了吗？

我再看舌，舌淡胖嫩水滑——确认虚寒。我再把脉，脉沉中带紧——确认因寒而紧，寒主收引，血管痉挛。我再摸皮肤，皮肤凉冷湿润——确认寒中有湿。

用什么方子？——理中汤（请在医生指导下使用本篇文章涉及的药物和药方）啊。但她还痛啊？——再加良附丸。

能不能好？只要她不再犯忌口，我觉得有七八成能好。

她吃冰西瓜的行为，就是损阳行为。

住

这一条，患者实在是太多了，多是小孩为主。

夏天，一到晚上，鼻子就堵，是一在空调环境就堵。

为什么？因为肺不能耐受空气的冷度。

于是机体让呼吸道变得水肿狭窄，让机体少进一点凉气到肺，这是一种自保行为。

治这种病，只能让机体提升对冷气的耐受度。

这就是要补肺之阳气了，这细节，以后慢慢说吧。

行

虽然说运动是好事，但我这里不少因为游泳而感冒、鼻炎发作的患者。

我举个例子，在法医的书本上，我读过这样一些说法，在溺毙案中，很多死者不是淹死的。一是喉头痉挛，窒息而死；二是在水中待得时间太久，丢失了过多的体温，失温而死。

低体温下，人身上的酶的活性会大大降低，这个很容易就伤到的。

所以，在衣食住行上，一定要注意，不要过度损阳。不损阳，就是养阳。

三、怎么补救

有人问，范医生是怎么养阳的？

我还真没有怎么养阳，我以忌口为主，控制自己少吃瓜果生冷。因为我受到的伤害太多了，实在是伤怕了。

不过，到了冬天，我还是会偶尔补一补。

比如，喝几顿羊汤，吃几顿牛腩，如果太腻了，我就吃保和丸解一解。

如果人体的肉体是阴气——是容器，而羊肉是"阳气"的话，多大的容器，只能装多大的阳气，这个阴阳是要匹配的，不是吃越多越好，总之不能过，过了就是伤害。这个量，只能自己去掌控。

有时不想吃太多牛羊肉进补，就会选择冲点龟鹿二仙胶吃。

我现在比年轻时更注意保暖，在冬天，我时常让自己手脚保持温暖的状态。出门也随时带着一把伞的，以免淋雨。

如果真的已经造成了损伤了。那我们就只能分两步走。

第一步，停止再继续损伤阳气。

也就是说应该忌口，别吃瓜果生冷肥甘厚味；不要贪凉饮冷；衣服要挡住身体，不要吹风吹寒；不要去淋雨涉水啊。

第二步，伤哪里，救哪里。

就是说你哪里损伤的阳气从哪里补回去。假如你是吃伤了，凉到了中焦脾胃，就要补中焦的阳气，可以参考使用理中汤、小建中汤、良附丸等；假如你是吹了凉气，凉到了体表太阳经，那就要散体表的寒，可以参考使用桂枝汤、麻黄汤、香苏散、杏苏散等；假如你是手足冰冷，可以参考使用当归四逆汤；假如你是觉得心口发冷，还悸动，可以参考使用苓桂术甘汤；假如你是觉得冷到要休克，浑身出冷汗，可以参考使用参附汤。

补阳的方子，实在是太多了，其中的鉴别使用，根本就不是我一篇文章能讲下来的。

总之，大家早睡自然醒，不要损阳，这已经是最大的补阳的。

剩下的，真的只能交给有经验的医生来操作，而且，你做好前面两步，最后一步，医生会很轻松的。

第十二章

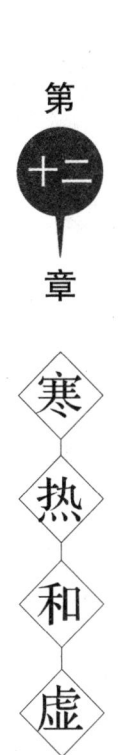

寒热和虚实

人虚不虚，你就听她说话的声音吁不吁

某天，一个患者来复诊，她刚来就让我把脉，她说，范医生你看我好点没有？

我说，不用把，我听你说话就知道好多了。

她说，你还是把一下吧。

我为她把脉后，她确实是好多了，感觉有神有根了。为什么说不用把我就知道了呢？主要是她说话中气足了。不像去年每次看病的时候就是一副气喘吁吁的样子，就像跑了500米，喘着气，没有精气神。

她每次吃完我的药都说好了一点，可是一周后又恢复原样。

她说，范医生啊，我在这里吃了有大半年药了，怎么还是这样啊？家里人都说，我会不会吃药吃坏了？

她明明是气血两虚。我给她气也补了，血也补了，补了也有用，可是没多久又恢复原样。

我就纳闷了。什么东西造成她这样的反反复复？

我和她仔细沟通，了解了她的情况。

首先是她的工作，回想起来，我印象中她的工作是安排深港两地车的调度，要不停地接电话，要工作到很晚。

我们中医讲什么呢？讲久言伤气，就是你说多话了，气就不够了，肺气就给你消散掉了。你想，每天熬夜，还不停说话，哪有力气啊？所以她中气不足，气喘吁吁，对不对？

患者：每天我给学生上完课，就像一个泄了气的气球，这是咋回事？

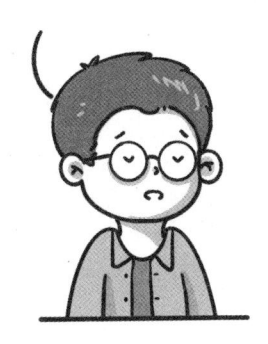

范医生：久言伤气，就是你说多话了，气就不够了，肺气就给你消散掉了，所以你觉得很累。针对这种情况，一方面要用药物治疗，一方面要尽量少说话。

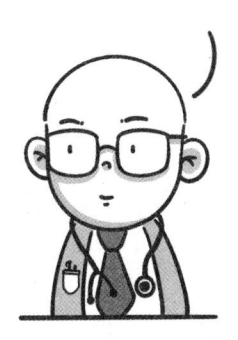

比如我自己，以前一上午，看五六十个病号，从早上八点，看到中午一点半，水不喝，尿不撒，讲到要断气了，到最后的时候就是气喘吁吁的样子，所以这是一个消耗状态。

我给她补，可她也在消耗。消耗大于进补，我用的药又怎么会有用呢？

所以，吃中药有没有效，并不能完全靠医生，还要患者自己的配合——生活作息、工作、饮食，以及天气、气候。

医生不能确定是哪个因素起的好作用，哪个因素起了反作用。医生不可能在患者身上装监控去监控每个患者的生活。

那她这次来了，为什么精神又够了呢，说话气足了呢？

她说，她休了4个月了没上班，不用熬夜了。精气神自然就好一点了，而且有时间自己熬药了。她让我给开了点药。我这次又给她开了些健脾补气的药。我开的就是六君子汤（请在医生指导下使用本篇文章涉及的药物和药方）、生脉饮这些药的加加减减，药方非常简单。

所以呢，治病就是养病，有些病就是需要靠休养才能好的。

甚至有些病还要减少人际关系，要跑到深山老林去，饮食清淡，呼吸空气清新，不看一些眼花缭乱的视频信息等，也不去听一些噪声，这样才能把病养好。

治血虚发热一例，虚损慢性病要慢慢养

2020年8月5日早上有个患者从安徽来复诊，精神挺好，她自己走进来跟我打招呼。

我一看到她，愣了一下，脑海里马上浮现出她初诊时的样子，她被两个人搀扶着进来，不，几乎是架着半拖着进来。

她刚坐下，人马上就趴在诊桌上，就像是离了水的鱼，气喘吁吁，趴在那不停地嗳气——很长串的气。

我跟她说话，她半天才能抬起来，双眼无神，面色苍白到就像是纸人，毫无血色，说话的样子像是随时就会断气。

这就是我对她的初印象，尤记得是她女儿在就诊时问我说，她母亲是低烧三个月，中医可不可以看。

我说试试吧，于是她把她母亲从安徽接到深圳来。我以为就是个低烧而已，但是没想到的是进来的时候有这么严重的情况，而且是57岁，年龄也算大。

2019年12月22日初诊。

2019年9月下旬开始，患者每日午后开始手足先凉，渐至全身发凉，伴咳嗽吐白痰，约两小时后即开始发热，无汗。至10月下旬，伴足麻。现有纳呆，口臭，反复嗳气吐涎沫，极度乏力，两腿麻木跳痛，小便正常，大便无力。舌淡红苔薄，脉沉紧细数无力。

她既往有贫血，由于她一来，就是瘫软在诊桌旁，话是出气的多、

267

入气的少。没有明显的外感史,所以我先按气虚发热来治。我选用的是升阳益胃汤(请在医生指导下使用本篇文章涉及的药物和药方)。因为她咳吐白痰,至于口臭——那是气虚不运、中焦沤出来的臭味——健脾就好了。升阳益胃汤——治脾虚之肺虚的咳。

我当时只是投石问路。

她服药一周后,低热不退,腿很酸,足又麻,大便颜色偏黑。她在12月29日复诊才告诉我,在来我这一周前就先输了血,输过血了才敢坐火车来深圳。

于是我按血虚发热给她治疗,这次用的是归脾汤加味。患者服药后,发现体温偶尔能降到正常。

于是我让学生给她女儿发短信,首先要考虑有没有消化道出血,其次要考虑排除身上有没有肿瘤,两个都可以造成贫血,她们去做了检查,这两种情况都排除了。

这时我更加确认,她就是血虚发热。

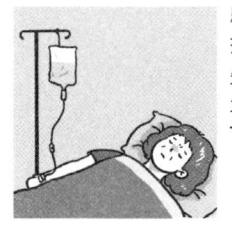

患者发热,患者去找范医生治病前的一周先输了血,才敢坐火车到深圳

范医生判断患者为血虚发热,并用归脾汤加味给患者服用。

患者:我服归脾汤加味后,体温偶尔能降到正常。

范医生:看来你确实是血虚引起的发热。

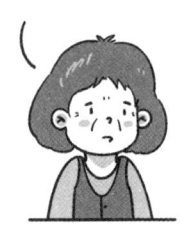

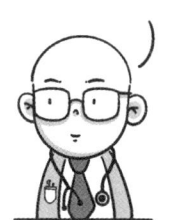

2020年1月3日，三诊。

守方。

于是我就追溯患者为什么会贫血，有没有外伤史，有没有崩漏等各种情况，我都问一遍，发现都没有。

最后患者告诉我，她吃素吃了十年。我大体心中有数了。她就是一个长期营养不良造成的贫血，可能是蛋白质摄入不足，血红蛋白原料不足，是纯虚证。

我继续守方。

到了1月12日的时候，患者吃了二十多剂中药，体温终于正常。她前后烧了三个半月。

但是人的精气神还是差，还是每次都是家人搀扶着进来，气喘吁吁，面色仍然是纸片人一样。

由于喝了二十来天的汤药，患者出现胃中有振水声，胃纳不开，排便无力，大便干燥，舌淡嫩苔薄，这是气虚不能运化药汤。

我开方如下：

党参6克，黄芪6克，五指毛桃10克，牛大力6克，当归6克，苍术6克，厚朴6克，陈皮6克，白术6克，茯苓6克，桂枝3克，泽泻6克，猪苓6克。

七剂，水煎服，日一剂，早晚分服。

以胃苓汤为主，化中焦水饮，同时再将前面诊方做成补血的膏方减少水饮。

到了1月17日的时候，患者说是离家太久，想回家，于是我令其继续服用膏方，后因疫情，不能回深圳。便一直服用我让医馆做的膏方至今，前后服用7个月。

8月5日来复诊。

患者现已无气短,精神佳,可自行步入诊室。原两手握拳无力,现左手仍无力。腿仍木,但较前要轻。口已不甜,大便正常。舌淡红苔薄不嫩,脉六部见沉,沉中见紧,紧中稍细,总体和缓。

我开方如下:

黄芪10克,当归10克,党参10克,白术10克,茯苓10克,炙甘草6克,酸枣仁10克,龙眼肉10克,木香6克,远志6克,牛大力10克,千年健10克,千斤拔10克,巴戟天6克,菟丝子10克,黑老虎10克。

三十剂,水煎服,日一剂,早晚分服。

令其不再吃斋,患者诉近半年有进荤食。

本案初看症状非常严重,换几年前,我可能就不敢接诊了,但是只要找到症结所在坚持下去,却是有柳暗花明的那一天。

后来患者复诊,因病情稳定,所以我给开了一个月的汤药,还有两个月的膏方。

这是纯虚证,就是需要慢慢填补。

中间疫情,患者所幸备足了膏方,方便长期服用,真是王道无近功。

我也和她明说了,她这个症状还要再服一年膏方,才能改善手脚的情况,这是血虚不能荣养四末,治起来要很久,只有血满了,可以盈溢到手脚,手脚的问题才能解决。

气血一般是先营养中枢躯干然后才是四肢,因为躯干上的脏腑比四肢重要。

这个病例用药仍然是平平无奇,基本上都是教科书上的方子,本案也基本上是教科书式的医案,用的就是归脾汤为主。

血虚发热，你们翻教材，看看是不是用这个方，很多人吐槽中医院校不行、教材不行。这是教材的事吗？就看自己学到几分而已。

另外这种虚损慢性病，你不要跟我讲什么一剂知、两剂已（比喻见效快，一剂药知道效果，两剂就已经治好），那是吃两天药能吃好的吗？你看这个前后吃了多久，八个多月了，也就恢复到五六成，到现在手腿还不灵光。

最后再强调一句，慢慢来，比较快，王道无近功。

第十三章 精神与情志

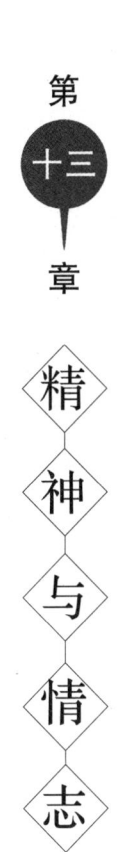

孩子也有孩子的委屈

当你觉得你在辅导作业的时候气到炸了，有没有想过，你的孩子其实也要气炸了。

家长还好，可以看医生，也知道自己去调解，也明白自己是气到的。可是几岁的孩子他不清楚，他不知道他的心理也正在出问题，他也嗳气，他也打嗝，他也胃痛，他咬指牙，他在抽动，他对声音敏感，他烦躁易怒，他胆小易惊，他怕水声，他怕人群，他入睡困难，他头晕乏力，他对任何事物开始失去耐性，他宁愿对外人好，也不愿待在家里。

小孩的委屈向谁诉说呢？他连喜悦都不知如何分享。如果你就是只想开点药，就以为可以治好他的病，那你就慢慢治，不要烦为什么吃药效果不明显。

我也许会提个建议，适当的时候，是不是该坐下来，想一想，是不是吼得多了，吼得麻木了？是不是该好好地表达一下，仅仅是安安静静地，母（父）子（女）俩，好好地抱一抱，什么也不要说，或者只说一句，妈妈（爸爸）爱你。

不要说教，道理谁不懂？这世间，尽是知易行难的事，我只是想要一个拥抱，不是说教。

家长晚上带孩子出门吓坏了娃,我是这么治疗的

2022年的某一天,在直播间,有位朋友问我,范医生,我孩子被猫吓到了,脑子里,总像看到猫一样,吓得不敢睡觉。

我就想起了自己小时候,总是喜欢看英叔的僵尸片,是又怕看又爱看,捂着眼睛从指缝看,看完不敢睡觉,天再热也要被子蒙头,而且脑子里总浮现电影里的那些画面,甚至幻想僵尸破墙而入的情形,吓得满身大汗。

慢慢长大了,就不怕了,现在年龄上来了,又不想看这些片了,说不定又怕起来了。

所以我劝说,家长多陪孩子就是了。

到了这里,我又想起了之前看的一位病人。

一位小朋友,从2021年农历七月十六开始,几乎每天晚上半夜子时左右都会从睡眠中惊叫哭喊,伴有惊恐表情和动作及语言,说的话也是听不懂的,每次发作持续几分钟,安抚唤醒后,孩子几乎不记得发生过的事。再次入睡后,不会发作第二次。

这位小朋友曾经有头痛。其实在头痛的同时,他就有半夜惊叫了,只是被头痛掩盖而忽视,等到头痛好了之后,这个症状才突现出来。

事情发生在2021年的中元节,此前小朋友的奶奶劝说过,不要在当天出门,可是那天他们晚饭后还是出门散步了。第二晚开始,就出现了这种半夜惊叫的症状。

这有点类似《刘弼臣实用中医儿科学》里提到的客忤[①]，就是撞到陌生人吓到了。

其实也有民俗方面的心理影响，清明、中元，很多人相信不能晚上出门，那就不出门。

很多年前，我读过邓启耀先生的《中国巫蛊考察》，这本书很有意思，有兴趣的朋友可以去读读。了解相信蛊的人会中蛊，完全不了解蛊的人反而没事。这也体现了信念之力。

范医生是坚持是唯物主义者，不谈怪力乱神。

我按夜啼治，用了温胆汤加味（请在医生指导下使用本篇文章涉及的药物和药方），具体如下：

竹茹10克，枳壳10克，茯苓10克，陈皮10克，法半夏10克，石菖蒲10克，远志10克，浮小麦30克，栀子3克，淡豆豉3克。

七剂，水煎服，每日一剂，早晚分服。

另嘱枕头底下放桃树枝，用金子与药同煎，煎完后金子捞出来下次接着用。金无释出，要的是金子的重镇的气。治好病后，金子该怎样还怎样。

其实这个问题，我仍然怀疑是脑部的问题的影响。曾经看到一条新闻，大概是说有个小孩总是能看到已经过世的"太爷"，还能闻到烧纸的味道。上医院检查，说是有癫痫，医生说癫痫不是只会抽搐吐沫，还可以有精神症状。

毕竟这个小朋友曾有过囊肿，虽然头不痛了，但是没有复查囊肿还在不在，如果还在，这就是痰核在脑产生的影响，用温胆汤化痰是可以的。

我让医馆的助理去随访一下家长。

[①] 旧俗以婴儿见生客而患病为客忤。

家长说，2月18日决定去看范医生。听从医嘱，备好桃树枝放枕头底下，同时用金子一起煲药，从2月21日晚开始煲第一剂中药吃（连续煲七剂）。21日至25日，连续五晚，孩子的睡眠很踏实相安无事。26日半夜，发作夜惊哭醒。27日晚没事。28日半夜再发作。3月1日、2日无事，昨晚3日半夜，突然又发作大惊大喊大哭。

这11天来，一共夜惊哭醒发作了三次，相比之前几乎每晚的哭闹，已经较大减少了夜啼的频率了，非常感谢范医生。什么时间可以回去复诊呢？接下来该怎么办？

我说，有效就守方再吃十天看看。

我的感觉，能缓解，就是方向对了，再坚持坚持一段时间，应该就能治愈了。

三个月后随访，仍有夜啼，大约每周发作一两次。

离截稿时再随访，仍有夜啼，大约每月发作一次。

这是一例未完成的案例，但明显好转了，但我认为只要继续复诊，就能治愈。

第十四章 米粒灸

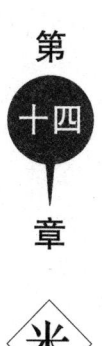

米粒灸效果很好，但是用起来要谨慎

艾炷的大小其实并没有一定的标准，就我目前所接触的直接灸，患者能接受的：最大如绿豆，次之如小麦粒，再次之如麻雀粪，最小如米粒或半粒米甚至三分之一粒米。另有大如莲子或枣核或蚕豆或箸头等，这种则过于大，烧灼皮肤特别痛，一般人不能忍受。

即便如绿豆大或小麦粒大，我本人也忍受不了，试想连我作为医者都怕，何况患者？

于是我就在想，米粒灸，这个名称喊了一千多年（甚至更久远），这是为什么？

难道古人真比我们能忍痛？

我在读《针灸资生经》时，提到大的艾炷底座广三分，宋代的三分约等现代的一厘米，这实在过于巨大，底座的直径真就莲子那么大了，也怪不得现代有些医家为了给患者做这种大艾炷灸之前，要先在穴位上注射麻药，要不然一般人非得痛晕过去。

又提到在头与四肢，可以依小竹箸头作，这个筷子头，在我看来也比较大。

再小点的，书中提到给小儿（七日以上一岁以内小儿）灸，用雀粪大小。

讲到这个雀粪大小，我想当然地以为是老鼠屎那么，心想这么大，小孩真能受得了？

于是我叫药房给我进了一点白丁香（即麻雀屎，也就是上文提及的雀粪），拿回来一看，这麻雀粪也没有多大呀，跟泰国香米的米粒大小差不多，也就是说，雀粪灸其实就相当于现在的米粒灸嘛。

可见古人也不是都蛮干。

说回麦粒，我也同时叫药房的同事给我准备了麦粒，我好对比一下麦粒、雀粪、米粒的大小，结果同事不仅给我准备了一份小麦粒，还多准备了一份浮小麦的麦粒。

这样一对比，发现小麦粒很饱满，只比绿豆小那么一点点，而浮小麦粒则小多了，浮小麦的麦粒就跟泰国香米粒大小差不多。

于是我就在想一个问题，我们现在的小麦，跟一两千年前的小麦，是一个概念吗？

我们现代的小麦，颗粒极饱满，是农业科技，以及农业科技人员一代代的不懈努力选择优质配种育种的结果。

而回想两千多年前的小麦呢？

吐鲁番学研究院考古研究所副所长王龙说："现种植的麦子每株麦粒为20粒到30粒，而两千多年前吐鲁番盆地的每株小麦平均麦粒为10粒……"

两千年前，一穗有10多粒，现代有20~30粒，这是麦粒数量上的变化，就是无法考证到重量上的变化。

在《考古》1987年11期中，有记载轮古群巴克古墓遗址中发现有麦穗和麦粒，其麦粒长0.6厘米，可惜没有记录到宽度。

靳桂云在《中国早期小麦的考古发现与研究》一文写道：西周原王家嘴地点出土的炭化小麦进行了测量分析，其结果是小麦121粒，其中1粒属于龙山文化时期——小麦特征很典型，圆柱状，背部隆起，腹沟很深，其中随机抽取20粒进行测量长宽平均值为3.39毫米、2.61毫米，比现代小麦稍小。

可以看出，两千多年前的小麦，确实比较小，就如现在的米粒大小。

但其实无论是麦粒还是米粒，作为农作物，本身就有大小颗粒的不同。像东北的珍珠米，就很粗。

这样一来，就无法给出明确的标准了。

像我们在门诊平常所做的米粒灸，其实都没有一粒米大，高3~6mm，粗0.8~1.5mm，非常小。

这种艾炷，搓起来，其实无法达到教材所说的标准——如圆锥状上尖下平，搓下来往往是两头尖中间粗的榄核形。

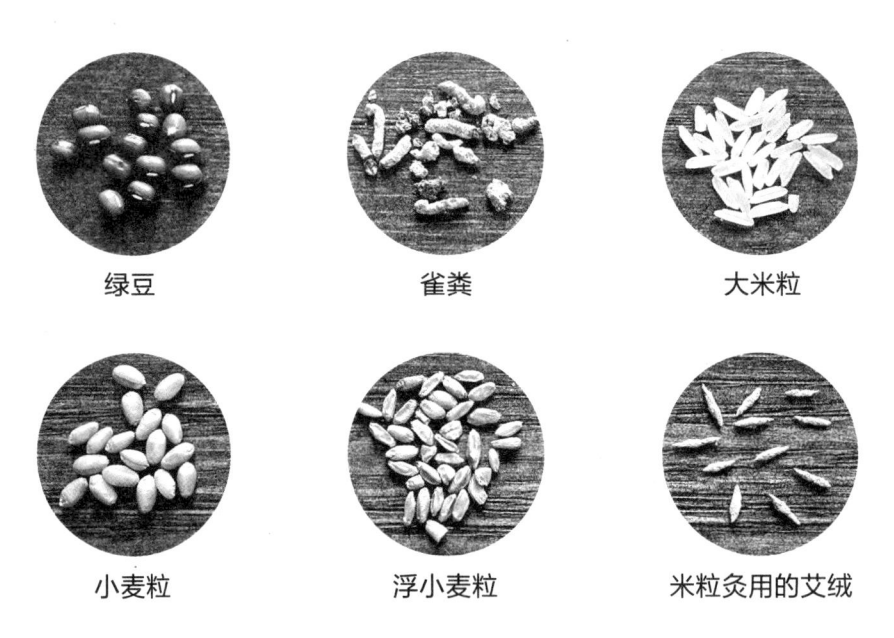

绿豆　　　　**雀粪**　　　　**大米粒**

小麦粒　　　**浮小麦粒**　　**米粒灸用的艾绒**

古人不建议这样的，他们要上尖下平，而要达到上尖下平，非得要大艾炷才能做到，而上尖下平的目的，无非就是为了能平稳地放在皮肤上，方便点火——"尖则易于燃，平则易于着肉"。

以前人点放艾炷之前，会往穴位上涂点口水或大蒜汁或姜汁，或其他能将艾炷粘在皮肤上的汁液，这些汁液往往黏性不足，一干，艾炷就易于掉落，这个燃烧着的艾炷要是掉到皮肤的其他的地方，就很容易造成不必要的烫伤，所以才要求大艾炷，底座广，放得稳。

那近现代呢？有凡士林，有烫伤膏，有生肌玉红膏，有紫云膏，这些都是黏性十足的膏，这些膏在穴位上涂上薄薄的一层，即可将细如针线的艾炷固定在穴位上，无需担心掉落。

2004年暑假，我曾跃跃欲试给发小灸列缺穴，将艾炷搓得大，艾绒质量也不好，固定艾炷时，涂的是红花油，因火力大，烫得他嗷嗷叫，我一急想将艾粒抹掉，这一抹就给他蹭掉了一层皮了，吓得我一哆嗦，从此不敢再直接灸。也形成了一道厚厚的心墙，止步于此。后来临床中皮肤病碰得多了，要使用外用药，就学会了做紫云膏，此膏我也常用于烫伤。这么一来，是不是可以用来做米粒灸的固定膏啊？于是时隔14年，在2018年6月16日，我给自己的合谷穴上，涂上了防烫伤的紫云膏，烧了一壮小艾炷，体会了灸感，发现这种疼痛完全可以忍受，于是才算打开了米粒灸的大门。

2018年之后的4年里，我做米粒灸的次数尽管少得可怜，但每案都是捷效，不过就算是在疗效的支撑下我仍然没有大范围应用，为何？

沟通成本，人力成本，这两样就直接让我和患者都打了退堂鼓。

一个痛，一个是容易起疱留疤，这两样，直接就让人开不了口。

2022年6月2日，我也不知道怎么回事，可以说是心血来潮，我扪心自问，如果自己不深入体会灸法的功效，我又如何去劝服患者接受这一疗法？

于是我开始自灸。

通过连续一个月的自灸，对于米粒灸算是有了比较深刻的理解了。

尽管我做的是很小的米粒灸，但是灸感很好，如热针一般刺进皮肤，而且这么细的艾炷，起疱的概率也不是特别大，甚至都不起疱，就算起疱也是很小的疱，结痂掉了后，只留下一个小印子，再过一年半载就看不出来了。

后来，我给门诊的小朋友们做米粒灸，发现他们都能接受，效果也出乎意料的好，连家长也跟着想要做米粒灸。

有个小朋友，从小就尿床，后背皮肤还特别粗糙瘙痒，我就在身柱穴上给做半粒米粒灸三壮，一周一次，灸第一次的时候，尿床就得到明显改善，憋尿能力增强；第二次灸时，他早上都可以赖床了，以往是一醒来就要去上厕所的；第三次灸时，背上的皮肤明显光滑了，不痒了。

还有个小朋友，经常感冒咳嗽，多的时候一个月三次支气管炎进医院，我给灸了身柱穴三壮以后，那一周就没有再犯支气管炎，而且咳嗽的尾巴也收得很好。

还有个小朋友，以往感冒都有缠绵两三天，做了两次身柱穴灸后，虽然有一天感冒发烧了，但吃了一点药，当天就退烧了，不反复，第二次，精神状态跟没生病一样了，恢复得特别快。

患者家长：我家孩子以往感冒会缠绵两三天，自从范医生给灸了身柱穴以后，第一次感冒的时候，吃了点药，病了一天就好了，第二次感冒的时候，精神状态跟没生病一样了，恢复得特别快。

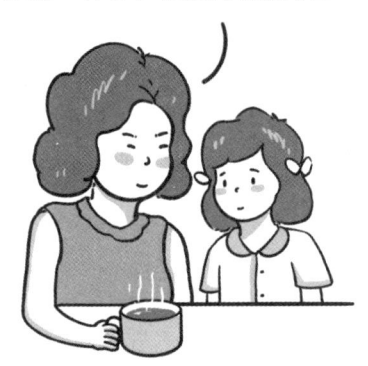

范医生：是的，艾灸对了，对身体特别好。一定要在专业的医生指导下艾灸，一定要辨证选穴，也要会纠偏，出现晕灸要会处理，出现热毒也要会解。

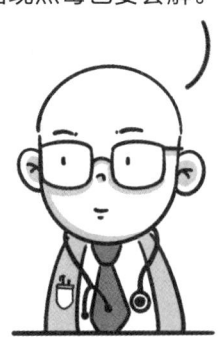

还有个小朋友，霰粒肿，睛睑一圈发红，早上起来眼睛痒、流泪，

灸了三间穴、后溪穴各三壮，一周后，虽然霰粒肿还没有消，但是眼不红了，也不痒了，也不流泪了，想着暑假要回老家，就又再来灸一次，这次灸的是二间穴，又再加灸身柱穴预防感冒，因为要回老家了，有什么问题怕不好处理，预防一下。

还有个小朋友，洗澡后吹到空调着凉出现轻微鼻塞，灸身柱穴一壮后，马上就通畅了。

还有个成年人，尿频、尿热、尿急、尿痛，坐在马桶上就起不来了，一直要尿，灸至阴穴、中极穴各七壮，即可离开马桶，又灸三天而基本痊愈。

还有个成年人，畏寒多年，灸大椎穴后，即缓解。

不仅我自己，我的学生，更有大量的患者体会到了米粒灸的好处。

我虽然讲了很多米粒灸的好，但是希望读者不要盲目模仿，一定要辨证选穴，也要会纠偏，出现晕灸要会处理，出现热毒也要会解。

如果想从事米粒灸的医师，我也建议先自灸一个月，充分体验灸感与一些操作细节，再给患者施灸。

一个身上没有灸痕的针灸师，劝患者做米粒灸，是不具说服力的。

读者没有经过系统的学习就不要轻松尝试了，很容易烫伤的。

米粒灸治疗小儿遗尿症

2022年5月23日。

患者，女，四岁，从小至今反复尿床，皮肤干燥瘙痒，盗汗，大便容易肛裂，睡不安稳，舌红苔腻，脉软。

用中药达原饮（请在医生指导下使用本篇文章涉及的药物和药方）加减治疗，至6月6日三诊，症状有好转，有一周三次遗尿，最近一周一次遗尿，睡眠仍不安稳，皮肤瘙痒依然。

给予达原饮加减七剂，配合米粒灸身柱穴三壮。

槟榔7克，厚朴7克，草果7克，知母7克，白芍7克，黄芩7克，炙甘草5克，铁包金7克，地榆5克，槐花5克，芦根5克，白茅根5克，甜叶菊5克，葫芦茶10克，丹皮5克，栀子3克，淡豆豉3克，丹参10克。

七剂，水煎服，日一剂，早晚分服。

用达原饮清除胃肠湿热（《痰湿一去百病消》一书有分析为何将达原饮定为大肠湿热方），因为大肠湿热会引起上焦之气不降，下焦之气不升，气津宣化失调，皮肤干燥，甚至瘙痒，湿热趋下迫使膀胱失约，则容易尿频尿急甚至遗尿。

达原饮清利胃肠湿热，达到改善体内气机津液的代谢，同时也改善皮肤瘙痒和盗汗问题。

睡不安稳也是胃肠有湿热中阻心火下降受阻引起心神亢奋，所以夜不安眠，严重则会出现夜啼，噩梦惊恐，梦游。

身柱穴位于督脉之上，内应肺脏，于两肺俞穴之间，而且督脉入脑，不仅对小儿的强身保健有作用，还可以扶正祛邪、镇静安神，可以治疗小儿遗尿、百日咳、小儿惊风、夜啼、癫痫等病症。

米粒灸可以直接将艾火的温通补益功能作用于穴位上，大大激发穴位的功效，而且刺激强、痛苦小、操作方便、见效快。

6月20日复诊情况：遗尿一周只出现一次，以前不能憋尿，现在可以憋尿，盗汗缓解，皮肤瘙痒明显改善，舌红苔腻，脉软。

中药配合米粒灸治疗效果加倍提高，所以这次守方并加大米粒灸量，灸身柱穴5壮。

6月27日复诊情况：仅有一次遗尿，说是晚上饮水太多造成，早上可赖床不会因一点尿就憋不了，盗汗继续好转，皮肤瘙痒情况很少出现。舌红苔腻，脉软。

见情况继续好转，仍然守方治疗，并加大米粒灸的量，灸身柱穴7壮。

7月4日复诊情况：遗尿出现2次，说是晚上又喝了太多水造成，皮肤瘙痒已经痊愈，但手指缝有湿疹，舌红苔腻，脉软。维持原来处方达原饮加减7剂，并米粒灸身柱穴5壮，曲池穴3壮。

槟榔7克，厚朴7克，草果7克，知母7克，白芍7克，黄芩7克，炙甘草5克，地榆5克，槐花5克，佩兰3克，甜叶菊5克。

七剂，水煎服，日一剂，早晚分服。

8月20日回访，患者二十多天没有出现遗尿，盗汗和皮肤瘙痒好了。

从这个从小遗尿的病案来看，刚开始只中药治疗，遗尿情况好转不稳定，时好时不好，但从第三诊加入米粒灸后，患者的遗尿好转情况就直线上升，而且憋尿能力都有增加，不会因有一点尿感就急得不行，而且之后的第四诊、第五诊加大米粒灸的量，中药的疗效也起到了加强作用，不仅遗尿症状，皮肤瘙痒和盗汗情况都加速的好转。原本我们还把米粒灸的方法教给家长，让她居家给孩子灸一灸巩固疗效，结果痊愈了。米粒灸的效果毋庸置疑。

按：

此案由我接诊并记录，后嘱跟诊的陈立发医师重新整理一次。

肛裂常见大肠湿热，所以我由此入手，大肠湿热会让同名经相互影响，胃亦易湿热，即阳明湿热，阳明有热多见多汗，且汗偏黏，湿热之人入睡前也易出汗。

阳明湿热，倒灌入三焦膜原，可通过三焦传到腠理（肌腠皮理，腠理亦为三焦气化的场所），所以常见皮肤瘙痒，皮损暗红。

三焦是津液代谢的中间环境，若有湿热，则饮水不能吸收，常直接尿出，这一点在《痰湿一去百病消》中也有专门讨论。

所以在我看来，就是先是阳明湿热，倒灌入三焦少阳，导致水的代谢异常，只要改善阳明的湿热，令湿热不再入侵三焦即可改善遗尿。

但是久病易虚，而我所用之药，无补剂，故效果不巩固，又因湿热不除，难用补剂。

后一想，用直接灸吧，无药之副作用，取身柱穴。

身柱穴系于肺，通肺气，又是督脉之穴，能督一身之阳气，八脉又隶属于肝肾，所以身柱一灸，可补肺肾之阳，也就能改善膀胱之气化。

又肺为水之上源，肺的气化正常，自然下焦水的气化也会恢复正常。

肺主皮毛，肺气化正常了，皮肤瘙痒也会恢复，而且我也多配了一个皮肤病专穴曲池用以加强疗效。

肺与大肠相表里，所以灸身柱穴也同时改善了大肠的功能。

这并不是我灸身柱穴治尿床的第一个案例，所以我才这么笃定地治。

米粒灸治疗偏头痛

五年级的小姑娘，在 2022 年 7 月 22 下午，突然右侧头痛，一阵一阵地痛，伴有头部冒冷汗，持续五六个小时。

其实这个过程还是很痛苦的。

她比画了给我看，头痛的部位是从头临泣穴沿线一直痛到风池穴，这是百分之百的沿少阳经头痛，以前也偶尔头痛，但这次特别严重。

冒冷汗，多半是受了寒气。用灸法驱寒比较快。

于是在她的外关穴，灸三壮，艾炷如米粒大。灸后，再到关冲穴毫针点刺放血，这样邪就有了出路。

灸完，针完，头痛即愈。

像这种几乎不需要思考的病例，一百多字就写完了。道理非常简单——经络所过，主治所及。

外关穴与关冲穴，都是少阳经经过，可以治少阳头痛是板上钉钉的事儿，没有什么可以值得大书特书的。

用米粒灸治哮喘（变异性哮喘）

我从医以来，一次是 2005 年实习的时候，跟着一个带教老师搞三伏贴，还有一次是 2009 年在广州上班的时候，跟着科室搞了一次。

我个人从来没有主动去搞三伏贴。因为我觉得这个三伏贴的适应证有点窄，也麻烦，一样会起疱，也会起黑印子，有些人的黑印几年不消。

这些药材，有些人贴了痛，有些人贴了没有感觉，有些人起水疱，有些人啥事没有。

我是觉得太过麻烦了。

四年前，一位患者腰凉如冰大半年，在腰上做一米粒灸后，就好了。

三年前，也是入夏，我给一位小朋友做了一次米粒灸，他的哮喘很快就得到了控制。

三年前，我给头痛的同事米粒灸列缺穴，三壮头痛即愈。

最近一次，我心悸，自灸一壮内关穴，即缓解可入睡。

我在想，我学了灸法近二十年，效果这么好，为什么我一直废而不谈，避而不用呢？

一是费事麻烦。一壮一壮地搓，一壮一壮地灸，有些喜欢灸的患者，三十壮都不够，一个穴位三十壮，六个穴位近两百壮，二三十分钟就搭进去了。门诊人多的时候，做不过来。

二是痛，起疱，留疤。患者害怕，医者也没有那么多功夫去解释。

三是有些慢性病见效慢，要长期坚持灸。灸从久，有些病是要些水磨功夫①才能见到效果。

2022年年初，有个咳嗽变异性哮喘的小孩找我看病，中间因为特殊原因停了。过了近两个月来复诊，吃着药，好像好一点，又好像没有。

对于这种病，其实慢慢吃药也能治好，因为我自己得过很多次，都是自己治好的。

我最近一次发作，是在吃了西瓜之后，我自灸了天突、中脘、关元三穴才好的。

像这个小朋友，2021年9月左右，得了荨麻疹，后于惠州市某医院就诊，处以抗过敏治疗。荨麻疹治愈后，出现阵发性咳嗽，尤其是在运动后发作，干咳，无痰，有憋气感，深吸气时可在后背听闻到轻微哮鸣音，后于惠州市某医院就诊，诊为变异性哮喘。

在我看来，这就是表证，就是表面的病，没有透发出来，给压进去了，压到肺里了，就变成了哮喘。

我就用调补肺肾的药，一边化痰祛痰透邪，一边补肾纳气，咳喘能明显缓解，有时会有腹痛，但一点风吹，又容易反复。

因为患者的底子很弱，治疗了一两个月，还是起起伏伏。我也是有点恼火。正好那天，我看到自己手上的水疱，我就问患者的妈妈，怕不怕小朋友背上留几个疤。

全家人被小朋友这个咳嗽搞得心力交瘁，只要身体好，烫个小疱没啥的。

于是就同意给小朋友做一次米粒灸。

所谓米粒灸，就是将艾绒搓如米粒大小（给儿童做的话，可以再小一半，即半粒米大小）。

---

① 水磨功夫，形容工作深入细致，费时很多。

我选了四个穴，六个点。

即：大椎穴、身柱穴、风门穴、肺俞穴。

患者复诊，诉咳嗽大减。于是又准备灸一次。

小朋友不配合怎么办？

他妈妈给了他四张钱，他拿着钱钱很开心，就同意灸了。

我们几个医生就摁着给灸了，其实也没有多痛，就是蚂蚁咬一口的感觉。

灸完之后，人就有点累，在回家的车上就睡着了，三个小时车程，就几声咳嗽。

艾灸伟哉。

第十五章 患者要知道的事

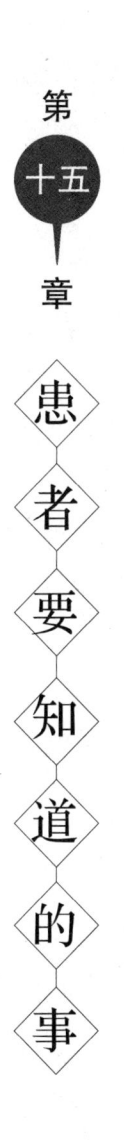

究竟慢性病看病要看多久

2021年6月6日，我温习邓铁涛先生的书，看到一个讲甲亢的案例。这个患者35岁，1986年发的病，眼球凸起来，又怕热，又多汗，又心慌，情绪也容易激动。治了两年效果不是很好。

到了1988年，就转到广中医一附院看，这个时候出现了几个月的进行性的肌无力，两个手都抬不起来，蹲下去了再起来也很困难。

他有些肌肉已经萎缩了，双上肢的肌力是三级，下肢的肌力是四级。做新斯的明试验结果是阳性。肌电图也表示肌源性损害。

在一附院也用中西药治疗一年多，效果不是很理想，总是出现拉肚子。

到了1990年，才找到邓铁涛先生的儿子邓中光教授治疗。邓医生用大剂量补气化痰的方法。两周看一次门诊，有外感，兼治外感；有咳嗽，加重化痰排痰；有失眠，加养心安神；有口干，加养阴；有肾虚腰酸，则补肾。

随证加减。由此，开始慢慢踏入坦途。

最终坚持了10年，到1999年，患者萎缩的肌肉才得到康复，四肢的肌力出恢复到5级，肌无力的现象消失，颈部粗大也好转了，最后可以坚持正常的生活工作。

整个医案，你可以说，平平无奇。

可这是从1988年至1999年服药未断，是十年如一日啊。

患者：感谢邓中光教授的治疗，让我能够正常的生活和工作了。

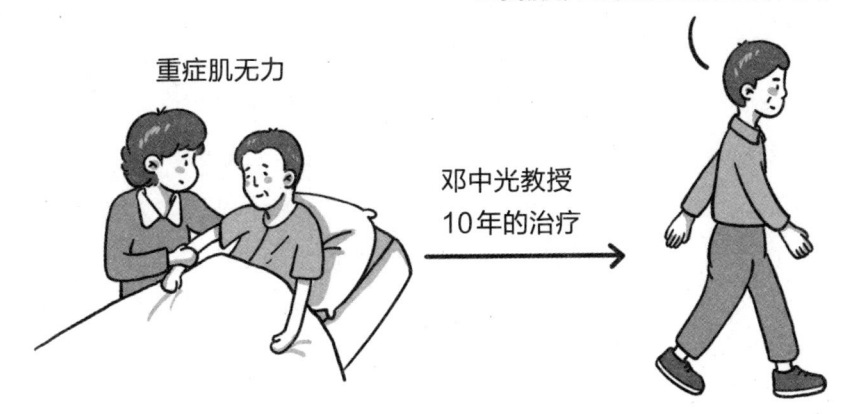

重症肌无力

邓中光教授10年的治疗

时间虽然长一点，最起码他的病好了，恢复到正常人状态，晚年没那么惨。倘若不是遇到中医，他有没有晚年都还两说。

我觉得10年之后这个患者康复了，但往后身体出现一点点问题，依然会用中药治疗，及时扶正祛邪，能一直安享晚年。

王道无近功。对于不熟悉中医基础理论的人来说，不可理喻。甚至连一些中医生自己都未必能够很客观地去认识这个王道无近功，总想快点把病治好，但是每个人的身体恢复都有它自身的规律。

患者能不能认识到，医生又能不能认识到？认识到了，又能不能坚持？这取决于医生的权威程度，也取决于医生对证型的把握程度。医生不权威，患者不会信，他也就不会坚持，也就看不到一个十年如一日。

我手头也有好几例桥本式甲状腺炎的患者，看了一两年，慢慢地停西药，甲功正常了、抗体也正常，但仍然没有停中药，现在仍然会坚持一两个月来开上十五天的中药，吃着能保持睡眠充足，精力充沛。

这一点，其实我也很欣慰。

人人都说中医慢，但是吃西药，同样也不可能吃几天就好，有的甚至要吃一辈子的西药。

而且吃着西药，也不能一定能保持身体机能处于很好的状态。

中药呢？对证的话，虽然是一直在吃，但是能调理睡眠、胃口、排便以及改善疲劳还有情绪。

在睡眠、胃口、排便、精神情绪，都好转的情况之下，尽管疾病的检验指标仍不正常，但是坚持一段时间看看，说不定就正常了。

我从医到今总共就十六年，前面六年上班地点不固定，没有攒到长期的患者，而且，刚毕业的头几年，也不可能会有长期患者，也就这几年有点小名气了，才有人愿意相信。

有些病治起来急不得

病好起来，真的有它的规律所在。不以人的意志而转移。

2020年9月，有位阿姨陪她先生看病的时候，顺便要我看看她的右拇指关节，她的这个关节既弹响，又疼痛，疼了十几年。

她的舌质淡嫩苔薄，脉又沉又弱，而且是久病，一病十几年，久病常见虚证，舌相脉相又是支持的。

我对她说，至少要治半年。其实用半年治好十几年病也算够快了。

说的时候好好的，但是真正治疗的时候她总是嫌慢。每次复诊都说："哎哟，还是痛啊。"

到了2020年11月，她的关节就不怎么痛了，只是还有弹响，屈伸还有点不利。

我看了一下方子：

黄芪（请在医生指导下使用本篇文章涉及的药物和药方）20克，当归10克，党参10克，白术10克，茯苓10克，炙甘草6克，酸枣仁10克，龙眼肉10克，木香6克，远志6克，桑枝30克，丹参10克，鸡血藤30克，熟地10克，山萸肉10克，山药10克，丹皮10克，泽泻10克。

以归脾汤、六味地黄汤作为基础方，加桑枝通络，丹参、鸡血藤活血。这是非常简单的方子。

归脾汤养血养心养肝，肝主筋，弹响指主要还是筋伤。

六味补肾，水生木，也养肝。久病，虚了，筋失所养，要养肝。此方我觉得是很熨帖的。

所以我就一直守方，我和我最后的倔强守着处方绝对不放，下一站是不是健康，就算失望不能绝望。

我就一直给她吃到去年春节之前。

她陪先生复诊时开心地说："范医生，我的手好了，多谢你啊。"

治疗期间患者怎么急都没有用，慢性病要有方有守，守得云开见月明，但这个守字，并不是人人能坚持，也不是人人能守对。这个真的是没有办法用语言表达怎么守。

> 慢性病要有方有守，守得云开见月明，但这个守字，也不是人人能坚持，也不是人人能守对。这个真的是没有办法用语言表达怎么守。

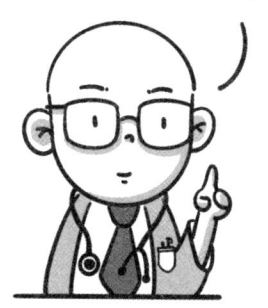

我之所以一开始跟她这么说，是因为我之前曾为一个小女孩诊疗过。这个小女孩也是 2021 年 5 月找我治病的。小女孩两岁多，她在玩书包的时候，她妈妈要收书包，拎起来时，没有注意到小姑娘的大拇指还挂在背带上，拎的力度大了一点，直接把小姑娘的手指给扯到了。

第二天就小姑娘的手开始出现扳机指[①]，隔了几天来找我看，我看是

---

① 扳机指又叫弹响指，医学上称为"手指屈肌腱鞘炎"。它指手指在弯曲及伸直的交替动作中，肌腱在手掌和手指相连的关节处受束缚，产生弹响声的疾病。

第十五章　患者要知道的事

起病急的，就给扎针，取针了当天就好了。当时也开了行气活血药。

可是患者第二天又复发，复诊再扎，再好，再复发，这样循环了三四次。我觉得不对劲儿，这种情况一般要责之于虚。

然后我就通盘考虑，她之前也有在我这里调理，长期大便不成形，有脾虚的表现。虽然她这次是个新伤，但底子是虚，扎针虽然能疏通经络但没有足够的后续的气血去灌注营养关节的话，也就只能好一阵子。

跟有些人去按摩一样，按的时候舒服，按完第二天又恢复原样。其实还是虚，没有后续气血灌注，所以我决定给小姑娘补，一直补到10月份，她的手指才正常了。

也就是基于这个小女孩的情况，我才在一开始对那位阿姨说她这个要吃半年，这就是我守的底气。

忘了病

现在治好一些病，没有以前那种欣喜感。总是感觉，这个人应该会好的。只要她足够心疼自己，心态平和不急躁，规律作息饮食，就会慢慢修复身体。

而我，就是在后面给一点点的助力，她该好的也就好了，如果好不了，我也是尽力了。

有个患者，2017年做了巧克力囊肿手术，2020年9月发现又长了子宫内膜息肉，到了2021年3月巧克力囊肿又复发了。

其实我从2020年10月开始给她治疗。

我给她开的归脾汤加活血化瘀药，一个月只开七剂。同时配合温针灸，扎的穴位，也不过是关元、气海、天枢、建里、血海、足三里、三阴交、太溪、太冲等穴，一周扎一次。

就这样慢慢扎针，慢慢服药。

给她治疗了没两个月，其实我就已经将她的病忘到脑后。我只关注她的气血状态，虚的时候补补，有寒就散散，该活血还活血，也没有管她的巧克力囊肿和子宫内膜息肉，大家就这样平平淡淡、无惊无险地过了八个月。

她又做了一个B超，结果巧克力囊肿和子宫内膜息肉都不见了。

不知道是针的作用，也不知道是药的作用，还是我们都"忘病"的作用？

第十五章 患者要知道的事

> 我给患者治病的时候，经常把患者的病忘到脑后。我只关注她的气血状态，虚的时候补补，有寒就散散，该活血就活血。

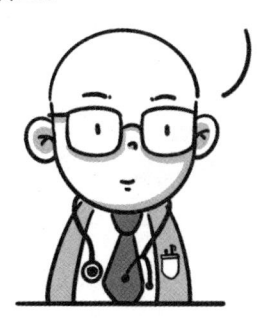

有个患者 2021 年 6 月发现了解脲支原体阳性，当时医院的医生建议他吃一个疗程抗生素。医生给开了单，他没有去抓药，夫妻俩一起找我治。

因为同房后女方出现白带豆腐渣样，伴外阴瘙痒、腰酸、小腹坠痛。这是明显的下焦湿热。我给她腰部温针灸，并开处中药方清利下焦。她一周就缓解了。

男方则是腰酸、尿骚臭，因为他解脲支原体阳性——这个病比较缠绵，我就不知道什么时候能好了。

总之，我觉得他是三焦有湿热，以柴胡剂加减治疗，有时一周来看一次，有时候半月来看一次，有时隔了一个月来看一次。

时间久了我都忘了他是什么病了，只记得他是三焦湿热。

一共看了 10 诊，服药约 70 剂。直到后来复查。

他的解脲支原体呈阴性了。

有个患者孕六周的时候胎心胎芽没长出来，也许再等两天就长出来了，但也许也长不出来，但是谁也不敢赌呢？

这几年我治过不少这种胎停育情况，早期中药介入得早的话是有机

301

会让胎儿长好的，但也有失败的，失败的我也没有记录下来，错过了时机就是错过了时机。

自己气血不足的人，在一发现怀孕的话，就应该补上气血，像这个患者我就用了大剂量的寿胎丸合上理中汤再加减而收到效果。

当时开药的时候我就说了，我们忘了这个事吧，就气血补气血，尽人事听天命，该怎样就是怎样。

患者就吃了十天，胎儿的发育还不错。

数年来，安过近百例胎，也不是说所有人怀不稳都是气血不足，也有是瘀血体质的人。

2021年12月2日有个患者来找我，说这一年怀了两个都是孕八九周的时候胎停了，一查是糖蛋白抗体阳性。这个抗体阳性，意味着容易形成血栓，在中医看来，就是瘀血体质，或者身上有瘀血没化掉。这个体质的人的胎盘血管容易有血栓形成，导致胎盘梗死然后胎盘的功能下降，引起流产。

糖蛋白抗体要是阳性，在怀孕之前最好就是要吃点活血化瘀的药。

这个患者，第一胎是剖宫产的，之后的五年再怀孕，连续两次胎停，我怀疑是当初手术后产生的瘀血没有化掉，所以要先活血，再补气血，然后再怀孕，应该就没有问题了。

不过，我经常还是会忘了病，只记得证型，该活血的就活血，该补气血的就补气血。

只要吃药就能好且马上就好且永不再犯吗？

只要吃药就能好且马上就好且永不再犯吗？

自问一下，可能吗？

我经常碰到患者对我说："我都吃药了，可病还是不好，一点用也没有。"

还有的说，范医生，我都吃一年药了，还没有用。我一查这个患者只是第二诊，前面也就吃了七天药，何来一年呢？

原来她把之前吃的一年药也算到我这里来了。

我说，你在我这看，就从我这里算。何况，这世上的病，只要吃药就能好，那基本上就没有病了。

若是吃药就能好，那只要上药店买些非处方药就可以了，何必找医生。

再说了，就算找医生，开的药不对症了，那吃了也白吃——开的钥匙不对你的锁，给你一万把钥匙也没有用，只会把你的锁捅坏。

就算找医生，开的药对症了，也不是马上就能好，尤其是慢性病，要一点一点地修复，说喝三天就好的那是感冒。

高血压、糖尿病、类风湿关节炎、狼疮、肿瘤等疾病，不可能三天就给治好。

吃了药不能就好，吃了药也不能马上就好，更不能永不再犯！

平均一下，据说人一辈子要感冒个 200 回。你自个儿算算，你已经几回了到现在？

我画个图，如下：

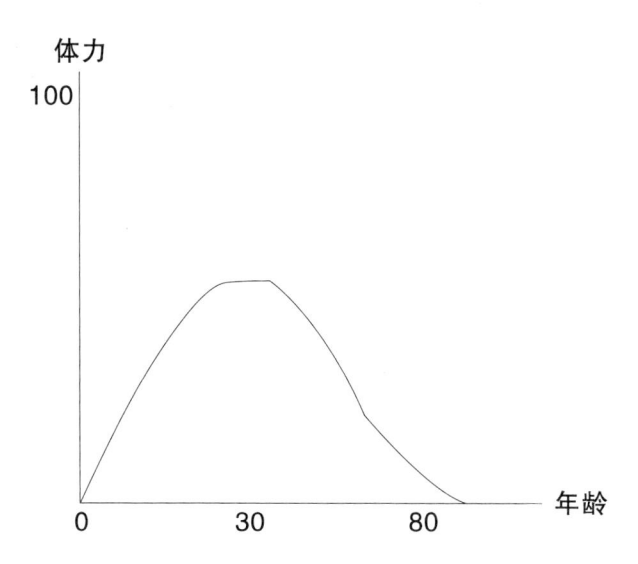

人的体力先是随着年龄的增长而增长，但是过了巅峰后，便是随着年龄的增长而衰减的。可能赚钱的"加速度"也是衰减了。

体力在衰退，那么修复能力也必然是跟着衰退的。可是破坏力（外邪与内伤）却没有减少。

年龄大了，相同的破坏力，病一回，就要吃一回药，可能吃了药也只能好个七八成，然后进入下一回生病，再吃药。所以，吃久一点点，尽量养住气，让下一回生病来得晚一点。

慢性病就只有慢慢医，吃药好一阵，不舒服再吃药，再好一阵。

把自己当成一部旧车，定期去4S店维修护理，车都要保养，何况人呢，真当自己铁打的？再铁打的，也经不过风霜的侵袭。

也不是想批评谁，就是有这种心理的人非常多，很多人有这种心理就是完全没有认识到自己的体力在走下坡路了，以为还像18岁那样，熬个夜，睡一晚就能恢复，过了三十多岁，熬个夜，睡一星期都缓不过来。

你看，熬夜都不好补，何况是生病呢？

该补则补，施肥的庄稼，比起不施肥的庄稼，哪个长得好？

该泻则泻，修剪树枝的果树，比起不修剪树枝的果树，哪个果子长得大？

补，不是蛮补，肥过了，会把苗子烧死。

泻，不是妄泻，乱剪，把花给剪了，就结不成果子。

补要适当，这个要靠医生把握，或自己懂中医也行。

泻也泻要对了，泻胃火，不要凉到脾，这样气血不能集中供养你要供果实。

这里头讲究多了。大把老中医，一直在吃药的，吃到老的，人说，这叫养生。

老中医养生，有吃参的保养的，吃大黄的保养的，有吃制姜保养的，每个人的体质不同，用的保养品不同。

我目前喝红茶多，喝了舒服。脾气大的时候，吃吃青果膏，累极了会吃点龟鹿二仙膏（请在医生指导下使用本篇文章涉及的药物和药方），吃多了会清清肠，也没有固定的，因人因时因地喝不同的东西。

所以，你心里有答案了吗？能理性一点了吗？

真要治好慢性病，养生四要不得不讲。

一要节饮食，别胡吃海塞、也别乱吃药、也别盲目忌口；二要慎风寒，注意保暖避风；三要惜精神，别熬夜、别看太久手机、别透支；四要戒嗔怒，情绪稳定一点。

这四点做好了，体状况就能稳定，吃药也好得快。

但不得不说，上了年纪（不管你是不是自认为年轻），人到了一定年纪就会走下坡路，只不过有的人快、有的人慢而已，理性一点，对大家都好。

我之所以能治好不少疑难杂症，并不是我比其他医生水平高，只是在于我比较倔强，不会被着急的病人牵着鼻子走，定好的方案不会做大变动，就是守着守着，就把火候守到了，守得云开见月明。

不是说小孩不能吃中药吗

每当我听到问小孩能不能吃中药的问题的时候，我内心是抓狂的。人一出生，喝的第一口奶，就是中药。

  人乳，味甘咸，气平凉无定性。（其人和平，饮食冲淡，其乳必平，其人暴躁，饮酒食辛，或有火病，其乳必热。）荣五脏，明眼目，安养神魂，滑利关格，治瘦悴，泽皮肤，并筋挛骨痿，肠胃秘涩。又能益心气，补脑髓，止消渴，治风火证，养老尤宜。又治痰火上升虚损之证，及中风不语，左瘫右缓，手足疼痛，动履不便，饮食少进诸证。

——《本草述钩元释义》

好，就算你不喝母乳，你喝牛奶，可牛奶也是中药啊。

  牛乳（黄牛者佳，黑牛更胜）味甘，气微寒。凡服乳，必煮一二沸，停温啜之，热食即壅（生饮令人利，热饮令人口干），顿服亦易壅，与酸物相反，令人腹中症结，合生鱼食作痰，患冷气人忌服。（藏器）主治补虚羸，养心肺，解热毒，下热气，治反胃热哕，润大肠。（反胃噎膈大便燥结，宜牛羊乳时时咽之，弗用人乳，有饮食之毒，七情之火也。）

——《本草述钩元释义》

其实在你没有出生的时候，供你营养的胎盘就是中药。

> 人胞一名河车，其色有红有绿有紫，紫者良。置酒内覆者，男胎也，首胎重十五两以上。气味甘咸温。主治男女一切虚损劳极。（其形质得男女坎离之气而成，故阴阳两虚者服之，有返本还元之功。）癫痫失志恍惚，安心养血，益气补精。凡虚劳羸瘦，形脏化薄者，宜以人身之本元，补助人身之血气，投之女子，更育胎孕，凡无子，或多生女，或难产小产者，服之无不捷效，以侧柏叶乌药叶俱酒晒，九蒸九曝，同之为丸，大能补益，名补肾丸。（丹溪）大造丸。
>
> ——《本草述钩元释义》

不喝牛奶喝羊奶，羊奶也是中药。

你又说驼奶，它还是记录在《饮膳正要》里的中药。

如果你说你不喝母乳不喝牛奶，可你总得喝水吧？井水、泉水都是中药。

可你总得呼吸吧？空气我们称之为清气，吸进来和脾胃之气合为宗气，这也是中药。

你说你吃米糊，抱歉，稻米是中药。

你说你吃面条，抱歉，小麦还是中药。

真的，只要你生活在中国，你能吃的东西，九成九，都收录在本草书籍里。

姜、葱、蒜、八角、桂皮、香叶等这些香辛料，都有药性。

你吃火锅，那就是辛味中药大锅炖。

你吃卤肉，卤味也是辛味中药集合。

你汤里放盐，盐是中药。

你红烧放酱油和糖，酱油和糖还是中药。

现在回过头来，再说说，小孩不能吃中药，这是哪个皮毛都不懂的，在这里瞎扯的。

为什么要听这种连半桶水都不如的人的话呢？

水果榨汁成果汁了,但是它的药性没有变

2022年2月10日,我看了一个小孩,说是尿床,不管晚上叫她起来尿过几回,最终还是会有一泡尿到床上。每天都得洗被子,那个烘干机一整天就没停过,一直在烘被子。

她不仅晚上尿床,白天有时候也憋不住,只要感觉有尿就必须马上去尿掉,稍迟几秒就尿裤子上了。

一般关于尿床,我现在都从三个角度看,一个是脾虚下陷,一个是肾阳虚,还有就是一个三焦的气化失常。

她没有口干、口苦这些表现,舌也不红,没有郁点,我就把少阳三焦的问题排除了。

我看她舌头的实在是太嫩了,脉是跳得比较慢的,属于迟脉,迟脉一般是寒,至于是脾寒还是肾寒,就不能分得比较清。

我就问她有没有光脚走路,她妈妈说她说没有,天凉都穿袜子,我说穿袜子瓷砖可能也凉,你得让她穿上鞋子。

我又问,这阵子有没有吃水果。

她妈妈说,没有,也没有吃这么多水果,自从看过你之后就没怎么吃水果了(离她上一次来看诊应该有两年了)。

我又问,那有喝什么饮料啊?

她妈妈说我也没有吃饮料啊,我们都不买饮料的。

似乎进入了僵局。

后来她补充了一句:"我们自己榨水果汁喝。"

第十五章 患者要知道的事

我问，你榨的是什么的果？

她说，也不是水果，就是榨玉米汁。

我又问，里面有加什么吗？

她说，还有胡萝卜和梨。

我说，这就凉到了吧。

她说，我说不给小孩子吃那么多水果，她姥姥说，小孩子怎么能够不吃水果呢？哪个小孩子不吃水果？然后这个春节就给她榨汁。春节她也吃了不少砂糖橘。

我说，天那么冷，你吃多了之后她肯定尿啊，不出汗的天，得尿频啊。水果煮熟了，就不凉了？

水果榨汁了，那它就不是水果了，这逻辑让人哭笑不得。

我在门诊经常遇到这种思路的，你说忌水果。好的，他们给忌了。但是回去，他们榨果汁儿喝。他们认为这样就不算破戒了。

话又说回来，时光回到三十年前，我吃个苹果都不容易。可现在呢？哪个小孩不吃水果？

我不是反对吃水果。是冬天的时候，水果凉，二是水果的汁水多，三方面大多水果药性寒凉，吃多伤阳又聚湿。

即便水果药性不凉，可水果也多是湿重，最后还是会耗气。

偶尔吃水果无伤大雅，可是天天榨汁喝，身体可能就吃不消了。

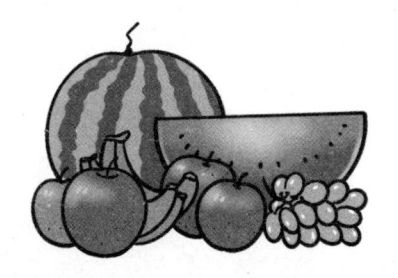

水果：我们很多药性是凉的，虽然也有温性的，可是我们都是有湿性的。所以偶尔吃可以，可是天天吃，身体可能就吃不消了。

最后我给这个孩子开了香砂六君子汤（请在医生指导下使用本篇文章涉及的药物和药方）加了几味温肾阳的药，总之以观后效。

我的新版煎煮法

常用的煎煮法一样可行。本文的方法主要用于湿热外感的方剂，以加减柴胡杏仁汤（请在医生指导下使用本篇文章涉及的药物和药方）为例。

如果遇到一个发烧、身热不扬的患者，他又关节酸疼，或者肌肉酸疼，同时舌苔厚腻，伴有咳嗽，伴有咯痰，咯那种黄色绿色浓痰，发烧咳嗽，那么可以断定他的湿热在肺。

痰湿在肺的时候，我最常用的一个方子就是柴胡杏仁汤——肺的功能就是宣发肃降，无法宣肃就会咳嗽。

其实不管患者有没有发烧，只要有咳嗽、肌肉酸楚、舌苔厚腻（也可不腻），总之通过分泌物的黏性，你有办法判断为湿热的，即可便用。

我开方柴胡杏仁汤一般我个人用药用量如下：

苦杏仁打碎10克，桑叶10克，连翘10克，黄芩10克，滑石10克，白豆蔻10克，茯苓10克，柴胡10克，法半夏10克，麦芽10克，神曲10克，山楂10克。

三剂，水煎服，日一剂，早晚分服。

以上所有药物，放到药罐中，倒入适量的水，以水刚淹过药材表面即可，泡半小时，看看药材是否吸了水，如果吸了水，水位会下降，此时再添水至刚淹过药材表面即可。

开盖煮即可（沸腾时若加盖，水容易溢出来），用大火将水煮开，看到冒泡了，赶紧转小火，再用筷子搅拌一会，保证所有药物都能在水

313

面下滚一会儿，再滚 1~3 分钟，即可关火。里面的白豆蔻不可久煮，久煮就失去芳香化湿的作用了。

关完火后，马上把盖盖上，就这样焖着就可以了。焖到水温刚好可以喝时，差不多是半小时后了，就可以把药倒出一碗来喝了，药罐里应该还剩一到两碗水，都倒在碗里备用，一般这种咳嗽，可以一天喝两三次药。

要是想再煎二道的水的话，也不是不可以，再添一点水，一煮开即关火，再倒出来，放温即可饮用。

在儿科中，方子的药量其实并不是太关键，最关键是喝进去多少，年龄小的，喝少一点，比如：

1 月龄以内的，每天总量喝个 10 毫升以内；1~3 月龄每天总量喝 10~20 毫升；4~7 月龄的每天总量喝 30~45 毫升；8~12 月龄每天总量喝 50~60 毫升；1 岁 ~1.5 岁每天总量喝 60~90 毫升；1.5~2 岁每天总量喝个 90~120 毫升；2 岁 ~3 岁每天总量喝 120~150 毫升；3 岁的每天总量喝 150~200 毫升；4 岁以上儿童的每天总量喝 200~300 毫升，都是大约数，长得瘦小的少喝一点点，长得胖壮的多喝一点点。

这个方子非常好用，也非常重要，尤其是在儿科。

医术的进步就是要多看多用多积累

2021年3月26日早上看了一位患者，是一位女士。她是来复诊的。

患者头晕了7年，患者平时累的时候就会头晕，然后呕吐。

她最近一个月持续性的头晕，没有头痛，但伴有耳朵胀，感觉耳鸣耳胀。她还有心慌，腰酸，大便几天才排一次，肠蠕动是不够的。最关键，她的脉是沉的、弦的。

分析下来，我基本上可以断定这是美尼埃病，就是膜迷路积水。

积水就是一个水饮为患的病，从脉象上看，患者的弦脉代表了水饮。沉的话，证在里，也可以是阴邪。需要温阳化饮。

那对付水饮呢？特别是这种眩晕的，耳朵又有胀的感觉的呢，但是她除了水饮到耳朵之外，还到了心，水饮凌心引起心慌，水饮在腰之后就腰酸沉。

头晕目眩，那用泽泻汤（请在医生指导下使用本篇文章涉及的药物和药方），水饮凌心给用苓桂术甘汤解决一下，然后到了腰酸，那就用肾着汤。这三个方子合用，再根据一些微小的症状，稍微一些调整就可以了。

患者一周后来复诊，症状就缓解了很多。

水饮在耳朵，人会眩晕、耳朵胀

水饮凌心引起心慌

水饮在腰之后就腰酸沉

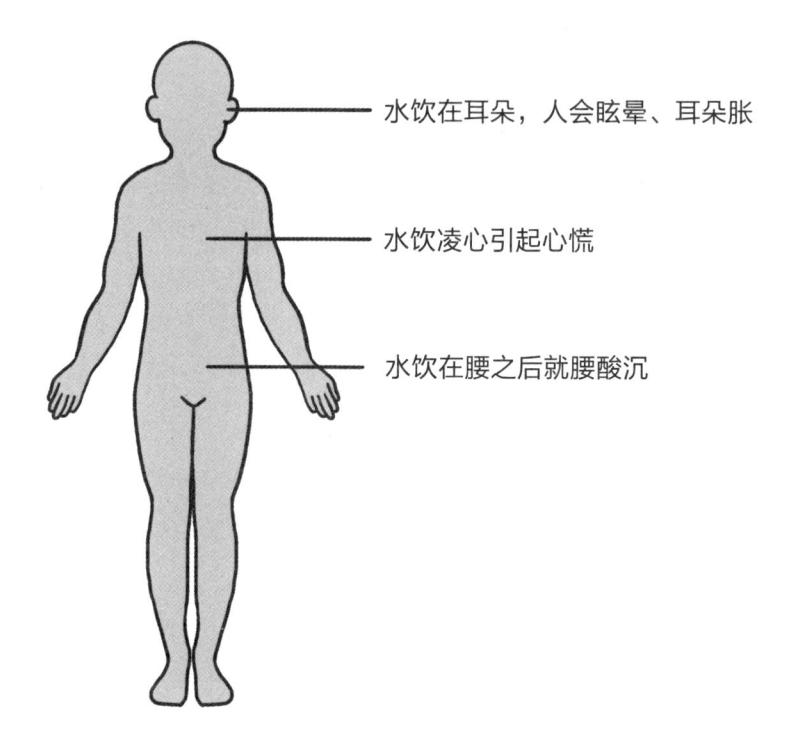

膜迷路这种积水其实吃中药治疗效果是非常好的。

一切会让你觉得很神奇的地方都是因为你知识储备不够，见多了，就是英雄见惯也平常。

一旦当你阅读过相关的知识文献之后，你再看到这个病的时候，治起来就会非常顺手，很快就会见效，然后你就会觉得很自信，中医就是这样子的。见过就是见过，没见过就是没见过。